ナノテクノロジーで花粉症を治せるか？

花方　信孝　著

コロナ社

はじめに

花粉症の人にとって、二月中旬からの約二か月は憂鬱《ゆううつ》な期間であることはいうまでもないだろう。年が明けると、その年の花粉飛散量の予測が発表されるが、多いという予測だと、花粉が飛び始める前から憂鬱な気分にさせられる。実際に花粉が飛び始めると、くしゃみや鼻水、目のかゆみのため、不快になるのはもちろんであるが、なんといっても集中力が維持できなくなることが最大の問題である。二月から三月は受験のシーズンでもある。花粉症による不快感と集中力の低下により、試験で普段どおりの力を出せない受験生もいることだろう。花粉症の受験生が多くなれば、入試時期を変更するべきではないか、などと思ったりもする。

花粉の季節になると、花粉症の薬とともに、さまざまな花粉症対策のグッズが販売される。マスクはもちろんのこと、目を花粉から保護するゴーグルや、花粉を寄せ付けない静電気防止スプレー、室内の花粉を除去する空気清浄器まで、年を追うごとに多様な商品が店頭に並ぶが、これらのグッズは、花粉を体内に入れないためのものである。しかし、これらの対策を施しても花粉を完全にブロックすることは難しい。そうすると、今度は薬の出番である。市販の薬の多くは、抗ヒスタミン剤で、眠気を伴うという副作用がある。抗ヒスタミン剤によって、くしゃみや鼻水、目のかゆみといった症状は改善され、ひどい不快感からは解放される。この不快感がある程度解消されると治ったような気になるが、多くの人は、飲んだ薬で花粉症が治ったわけではないことは経験的にわかっているだろう。なぜなら、薬を飲まないと、また、くしゃみや鼻水、目のかゆみに襲われるからだ。これは、飲んだ薬が、くしゃみや鼻水、目のかゆみといった花粉症の症状を改善しているだけで、花粉症というアレルギーの病気そのものを治しているのではないからだ。

花粉症になっている人は、アレルギーになりやすい体質をもっている。つまり、花粉症を根治するためにはアレルギー体質を改善しなければならない。アレルギーは免疫の異常で起こる病気である。免疫は、外敵から身を守るための防御システムであるが、アレルギー体質ではこの防御システムが、本来は向かわない方向に向かって作動しているのである。すなわち、防御システムの方向を正常な方向に戻してやればアレルギー体質から脱却できる。しかし、「言うは易いが行うは難し」で、そう簡単にはいかないのだが、近年、DNAでそれができる可能性があることが示された。DNAは、生命の設計図である遺伝物質である。そのDNAがアレルギー治療のための薬となるかもしれないのである。しかし、DNAを薬として開発するためには、いくつかの問題がある。われわれの体の中にはDNAを分解する酵素が至る所に存在する。そのため、DNAを薬として投与しても、分解されて効果を発揮できない。また、DNAを薬として作用させる場合、DNAを免疫担当細胞に取り込ませなければならないが、DNAそのままだと、細胞はDNAを思うように取り込んでくれない。ＤＮＡを薬として開発するには、これらの問題を解決しなければならない。この問題解決の鍵となるのがナノテクノロジーなのである。

ナノテクノロジーとは、ナノ単位、すなわち一〇億分の一メートル（10^{-9}m）単位の物質や材料を作ったり、測ったりする技術である。イメージとしては、高度一〇〇〇キロメートルにいる人工衛星からパチンコ玉を操作することに相当する。ナノレベルの粒子を合成し、その粒子の中にＤＮＡの薬を入れたり、あるいはその粒子の表面にＤＮＡの薬を結合させることによって、分解酵素からＤＮＡの薬は保護され、さらに細胞への取込み効率も格段に改善される。このようなナノレベルの粒子は、すでに抗ガン剤に利用されている。抗ガン剤を一〇〇ナノメートル以下の中空のリポソームというナノ粒子に内包してやると、抗ガン剤をガン組織のみに作用させることができ、抗ガン剤の副作用を低減することができる。血管は細胞でできている。正常な組織の血管は細胞どうしが密に接着しているのに対し、ガン組織の血管は細胞どうしの接着が弱く、隙間がある。ナノ粒子は、その隙間を通過できるため、ガン細胞にのみ抗ガン剤を運ぶことができる。ナノ粒子を使わない抗ガン剤は、ガン細胞以外の正常な細胞にも作用して、それが副作用として現れるのである。薬の開発とナノテクノロジー、一見するとなんの関係もなさそうだが、アレルギー治療のためのＤＮＡ医薬実用化にとってナノ粒子は重要な開発要素となる。

本書のタイトルからわかるように、ＤＮＡ医薬とナノ粒子を複合化した花粉症の薬はまだ開発途上にある。日本では花粉症というとスギの花粉がおもな原因であるが、欧米ではブタクサ花粉がおもな原因である。また、海外では花粉と同様に、ダニが原因のハウスダストアレルギーも大きな問題となっている。ハウスダストアレルギーも花粉症と同じ原理でＤＮＡ医薬で予防あるいは治療することができる可能性がある。そのため、本書では、ハウスダストアレルギー治療のためのナノ粒子化したＤＮＡ医薬に関する開発についても紹介している。ハウスダストアレルギーで効果が認められれば、それは花粉症に対しても応用できる可能性が高いからだ。

本書により、異なる技術分野の融合によって花粉症をはじめとするアレルギー治療のための薬の研究開発が行われていることを垣間見ていただければ幸いである。

二〇一七年一月

花方　信孝

もくじ

1　なぜ花粉症になるのか

2 「奇妙だけれどすごい」受容体

3 DNAで花粉症の薬を作る

4　CpG ODNのナノ粒子化による作用変換

5　ナノ粒子化したCpG ODNの前臨床試験

1　なぜ花粉症になるのか

花粉症とは

花粉症とは、その名のとおり花粉が原因で引き起こされるアレルギー症状である。アレルギー症状を引き起こす代表的な花粉は、春先のスギとヒノキであるが、五月から六月にかけて飛散するイネ科の植物のカモガヤやハルガヤなどの花粉もアレルギーの原因となっている。北海道では、これらの花粉よりもシラカバの花粉によるアレルギー患者の方が多い。また、北アメリカでアレルギー症状を訴える患者には、キク科植物のブタクサの花粉が原因であることが多い。ブタクサは、もともと日本には自生していなかったが、北アメリカから持ち込まれ帰化したため、近年では、日本でもブタクサ花粉のアレルギー患者が増加している。また、インドネシアではアカシアの花粉によるアレルギーが問題になっている。アレルギーの原因となる花粉が地域によって異なるのは、それぞれの地域によって飛散している花粉の種類や量が異なるからである。

花粉症になると、くしゃみ、鼻水、鼻づまり、さらに目のかゆみといった症状に襲われる。ひどくなると、呼吸がゼーゼーし、喘息《ぜんそく》のような症状も現れる。花粉症と同じ症状は、ハウスダストや動物の毛などでも起こる。ハウスダストの原因は、埃《ほこり》そのものではなく、埃に含まれるダニ（の死骸）である。現在、日本では約二〇％の人が花粉症を発症し、また約二〇％の人が将来、花粉症を発症する可能性があるといわれている。また、アメリカやEU諸国では、それぞれ約六〇〇〇万人が花粉症などのアレルギー疾患を患っているといわれている。先進諸国において、このようなアレルギー疾患にかかる可能性のある体質の人は、五〇年前にはわずか数％であったのに、現在では約三〇％であると報告されている。このような増加傾向は今後もさらに続くと思われるが、それでは将来、全員が花粉症患者になるかというと、おそらく、そうはならないだろう。その理由は、花粉症のメカニズムを解説する際に紹介する。また、なぜ先進諸国で花粉症を含むアレルギー患者が急増したのかについても後述する。

アレルギーとはなにか

花粉症は、花粉が原因で引き起こされるアレルギー症状であると述べたが、では、アレルギーとはいったいなんであろうか。花粉症になると、くしゃみや鼻水、鼻づまり、目のかゆみなどの症状が出るので、そのような症状を伴う疾患をアレルギーと考える人は多いだろう。花粉症はアレルギー疾患の一つであるが、花粉症＝《イコール》アレルギーではない。食物アレルギー、アトピー性皮膚炎、喘息なども花粉症と同様にアレルギー疾患である。これらに共通しているのは、通常では問題にならない物質によって免疫反応が起こることである。健常者ならば、空気中に浮遊している花粉を気にする人はいないだろう。それは、花粉がとりたてて害を及ぼすことがないからである。また、健常者にとっては、大豆や卵などは栄養にこそなれ、害にはならない。アレルギーとは、このような通常では害にならないものに対して、免疫システムが働いてしまう疾患なのである。

免疫というのは、細菌やウイルスに感染したとき、これらの外敵に対抗するためのシステムである。花粉はそもそもわれわれにとって外敵ではない。にもかかわらず免疫システムが作動してしまうのがアレルギー反応なのである。**自己免疫疾患**も免疫システムが誤作動してしまう病気である。アレルギー疾患が通常では問題にならない物質によって免疫システムが作動してしまうのに対して、自己免疫疾患は自分のもっている物質で免疫システムが作動してしまう病気である。自己免疫疾患の代表的な例はリウマチである。リウマチは関節が変形するので骨の病気と思われがちであるが、じつは免疫異常によって骨や軟骨が攻撃されて起こる病気なのである。

花粉症はアレルギー疾患の一つで、アレルギー疾患は免疫システムの異常によって引き起こされる。花粉症を治療あるいは予防するためには、まず、人がなぜ花粉症になるのか、すなわち、花粉によって引き起こされる免疫反応を理解しなければならない。

花粉症の発症メカニズム

花粉症の症状には、くしゃみ、鼻水、鼻づまり、あるいは目のかゆみなどがある。ここでは、まず、われわれの体に花粉が付着してから、これらの症状が出るまでの一連の出来事について見ていくことにする。

人には、花粉症になる人とならない人がいる。花粉症になる人とならない人では、なにが違うのだろうか。われわれはIgA、IgD、IgG、IgE、およびIgMという五種類の抗体をもっている。そのうちの**IgE**という抗体が花粉症になるかならないかの明暗を分けている。花粉症になる人は花粉に特異的な（花粉だけに対して反応する）IgE抗体がたくさんある。一方、花粉症にならない人はこのIgEの量が花粉症になる人に比べて顕著に低い。すなわち、血液を採って花粉アレルゲンに特異的なIgE抗体があるかないかを調べれば、その人が花粉症かどうか、あるいは将来、花粉症を発症しやすいかどうかを予測することができる。ではなぜ、花粉症を発症している人

コラム1　抗体

抗体は、B細胞が産生する免疫グロブリン（immunoglobulin）という糖タンパク質で、IgGやIgEのIgはimmunoglobulinの略である。抗体は構造的には定常領域と可変領域からなり、可変領域がさまざまな抗原に結合する。定常領域にも若干の構造的違いがあり、その違いによってIgA、IgD、IgE、IgGおよびIgMの五つのクラスに分類されている。

抗体は病原体に対する直接的な毒性は示さないが、中和あるいはオプソニン化によって病原体を不活性化する。中和は、抗体が病原体の増殖や感染に必要な部位に結合することによって感染力を弱める作用であり、オプソニン化は抗体が病原体の表面を覆ってしまうことである。オプソニン化によって抗体に覆われた病原体は、マクロファージや好中球などの食細胞によって捕食される。

五種類の抗体の中では、IgGが最も多く全抗体量の約七〇％を占める。一方、IgEは最も少なく全抗体量の〇・〇〇一％程度である。IgEはもともと、寄生虫に対する抗体であるが、寄生虫が少なくなった環境においてはアレルギーの原因となっている。

はＩｇＥの量が多いのだろうか。

花粉の多くは呼吸により鼻から吸い込まれ、鼻の粘膜に付着する。粘膜は、異物に対するバリアとなっているが、粘膜が損傷していると、そこから花粉が侵入してしまう。侵入した花粉を**樹状細胞**という免疫細胞が待ち構えている。樹状細胞は、取り込んだ花粉のタンパク質をばらばらに分解し、分解されたタンパク質（これを**ペプチド**という）のいずれかの断片が花粉症によるさまざまなアレルギー症状を誘発する。このようなアレルギー症状の原因となるペプチドを**アレルゲン**と呼んでいる。アレルゲンとなるペプチドは、花粉によって異なっている。スギ花粉症の原因となるアレルゲンは、いくつか同定されていて、それらはＣｒｙ．ｊ１やＣｒｙ．ｊ２と名付けられている。Ｃｒｙ ｊ１はおもに花粉壁の成分であり、Ｃｒｙ ｊ２は花粉の細胞質の成分である。Ｃｒｙ．ｊ１やＣｒｙ ｊ２がスギ花粉のアレルゲンであるということは、スギ花粉そのものでなくても、Ｃｒｙ ｊ１やＣｒｙ．ｊ２によっても花粉症を発症させることができるということである。

同じ花粉症でも、ブタクサのアレルゲンはスギのアレルゲンとはまったく異なるペプチドである。ブタクサ花粉症の人は、ブタクサのアレルゲンに反応してアレルギー症状を発症する。スギ花粉症の人の多くはヒノキ花粉でもアレルギー症状が現れるが、それは、ヒノキ花粉のアレルゲンとなるペプチドと、スギ花粉のアレルゲンのペプチドがよく似た構造をしているためと考えられている。

花粉を取り込んだ樹状細胞は、最寄りの**リンパ節**に移動する。そして、花粉のタンパク質を分解してペプチドにした後、このペプチド（花粉アレルゲン）を細胞の表面に移動させる（図1）。リンパ節とは、**T細胞**や**B細胞**と呼ばれる免疫細胞の住処《すみか》となっている節のような組織で、全身に分布している。T細胞やB細胞はリンパ球と呼ばれることもあるが、それは、これらの細胞がリンパ節にいるからである。リンパ節にたどり着いた樹状細胞は、アレルゲンを細胞表面に移動させてT細胞に見せるので**抗原提示細胞**と呼ばれることもある。**抗原**とは、病気などの原因となる外来のペプチドのことで、アレルギーの原因となる抗原は、アレルゲンとなるペプチドのことを指す。樹状細胞の表面に提示されたペプチドを見ているのは、**ヘルパー2T細胞**という種類のT細胞である。細胞には目がないので、ヘルパー2T細胞がどうやって樹状細胞の表面のペプチドを見るのかというと、これらの細胞がおたがいに接触することによって認識するのである。なので、「見る」というより「触る」といった方が正確かもしれない。T細胞は抗原やアレルゲンに特異的に

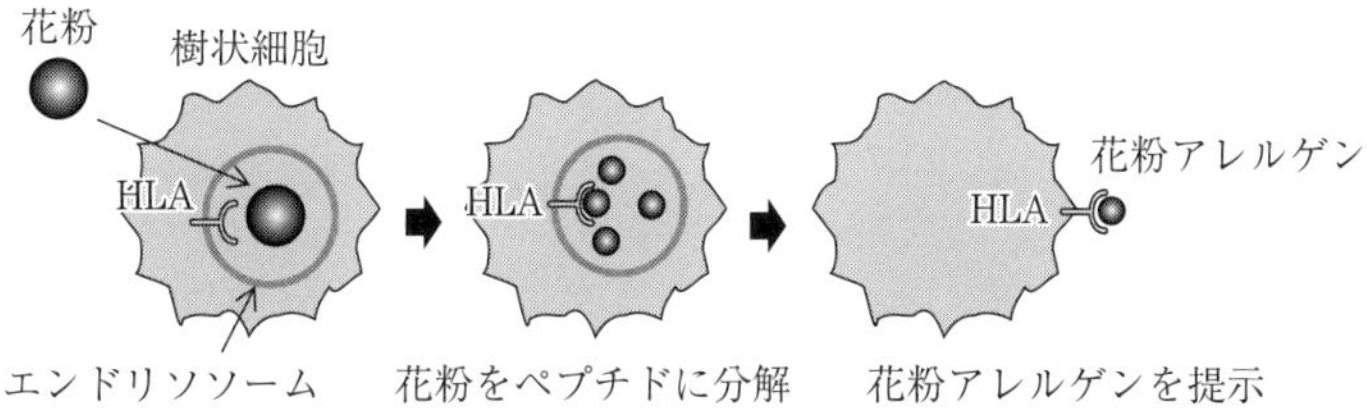

HLAおよびエンドリソソームについてはp. 20の樹状細胞の抗原提示の節を参照。

図1　樹状細胞による花粉アレルゲンの提示

結合する受容体（T細胞受容体）をもっている。この受容体は一つの抗原あるいはアレルゲンにしか結合することができない。したがって、ありとあらゆる抗原やアレルゲンに対処するためには、それらの抗原やアレルゲンに結合する受容体をもったT細胞が必要となる。われわれは、どのような抗原、あるいはどのようなアレルゲンがきても、それと結合できる受容体をもつT細胞をあらかじめ用意している。異なる抗原やアレルゲンに結合する受容体をもったヘルパー2T細胞が樹状細胞上に提示された花粉アレルゲンと次々に接触し、このアレルゲンに特異的な受容体をもったヘルパー2T細胞のみが、樹状細胞が提示した花粉アレルゲンと結合することができる（図2）。

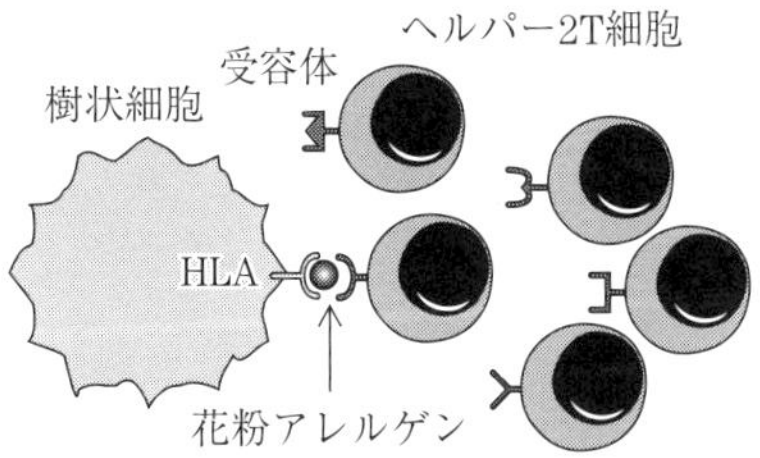

それぞれのヘルパー2T 細胞は固有の受容体をもっている。この受容体のうち花粉アレルゲンと結合できる受容体をもつヘルパー2T細胞のみが樹状細胞上に提示された花粉アレルゲンを認識する。

図 2　ヘルパー2T 細胞による花粉アレルゲンの認識

さらに、花粉アレルゲン特異的ヘルパー2T細胞はリンパ節でこの花粉アレルゲンに特異的な受容体をもつB細胞にIgEという抗体を作るように指示を出す。B細胞もT細胞と同様に、それぞれの抗原やアレルゲンに特異的に結合する受容体をもつ細胞があらかじめ用意されている。花粉アレルゲンに特異的な受容体をもつB細胞からは、この花粉アレルゲンに特異的に結合するIgE抗体が作られる。B細胞は、IgA、IgD、IgE、IgGおよびIgMの五種類すべての抗体を作ることができる抗体産生細胞である。ヘルパー2T細胞からB細胞にIgE抗体を作るように出される指示は**インターロイキン4**という情報伝達物質（**サイトカイン**）によってもたらされる。すなわち、ヘルパー2T細胞がサイトカインであるインターロイキン4をB細胞に向かって放出し、そ

コラム2　T細胞とB細胞

T細胞とB細胞はリンパ球とも呼ばれる免疫細胞である。これらの細胞は骨髄でできる。骨髄でできたT細胞は未熟な段階で血液に移動し、胸腺（ヒトでは胸骨上部の後ろ側にある）で成熟する。T細胞の名前は、胸腺を意味する英語（thymus）の頭文字に由来する。成熟したT細胞はリンパ節に入る。

一方、骨髄でできたB細胞は、そのまま骨髄で成熟し、血液に移動したのちリンパ節に入る。鳥類では、骨髄でできたB細胞がファブリキウス嚢《のう》（bursa of Fabricius）で成熟する。B細胞の名前は、ファブリキウス嚢の嚢を意味する英語（brusa）に由来する。ファブリキウス嚢に相当する器官は哺乳動物にはない。

リンパ節に入ったT細胞とB細胞の一部は、リンパ管を経由して胸腺から再び血管系に戻る。すなわち、T細胞もB細胞も循環していることになる。

の刺激によりB細胞がIgE抗体を作るようになるのである（図3）。

ここまでに登場した樹状細胞、ヘルパー2T細胞、そしてB細胞は免疫システムにおいて中心的な役割を果たす細胞たちである。花粉アレルゲンの情報は、樹状細胞からヘルパー2T細胞を経てB細胞に伝えられ、アレルゲン特異的IgEが作られることになる。

一般に抗体というと、ワクチンの予防接種により作り出されるというイメージがあるかもしれない。予防接種であらかじめウイルスの抗体を体の中に作っておくと、そのウイルスに感染しても抗体がウイルスと結合することによってウイルスの働きを止めることができる。このような働きをするのは、IgGという抗体である。一方、IgE抗体は、IgG抗体とは違う振舞いをする。では、IgEという抗体は、どんな働きをするのだろうか。B細胞によって作り出された花粉アレルゲン特異的なIgE抗体は血液中を循環し、**マスト細胞**という粘膜や皮膚に存在する細胞に結合するのである。IgE抗体がマスト細胞に結合できるのは、この細胞の表面にIgE抗体の受容体をもっているからだ。鼻の粘膜細胞にもマスト細胞は多数存在する。これらのマスト細胞にも花粉アレルゲンに特異的なIgE抗体が結合する。このような状態のときに、鼻呼吸でさらに花粉が入ってくると、花粉のアレルゲンはマスト細胞表面のIg

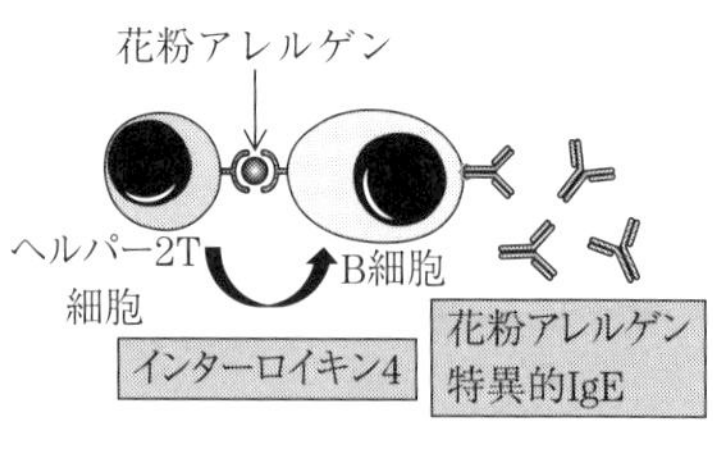

図3　B細胞による花粉アレルゲン特異的IgEの生産

E抗体に結合する。なぜなら、マスト細胞の表面に結合しているIgE抗体は、花粉のアレルゲンと結合することができる特異的なIgEだからだ。マスト細胞表面の受容体に、B細胞が作った花粉アレルゲン特異的IgE抗体が結合し、そこにさらに新たに入ってきた花粉が結合すると、その結合がスイッチとなって、マスト細胞の中にぎっしりと詰まっている顆粒《かりゅう》が一斉に放出される（図4）。マスト細胞は日本語で「肥満細胞」と訳されているが、それは、マスト細胞の中に詰まっている顆粒で細胞がぱんぱんに太っているように見えることに由来している。

この顆粒の中には**ヒスタミン**や**ロイコトリエン**という物質が入っている。ヒスタミンは、知覚神経を刺激する作用があるので、くしゃみや目のかゆみなどの症状を引き起こす。また、ヒスタミンは、副交感神経を刺激し、それによって収縮した粘液分泌腺から粘液が押し出されて鼻水となる。一方、ロイコトリエンには、鼻の粘膜の血管を拡張する作用がある。血管が拡張

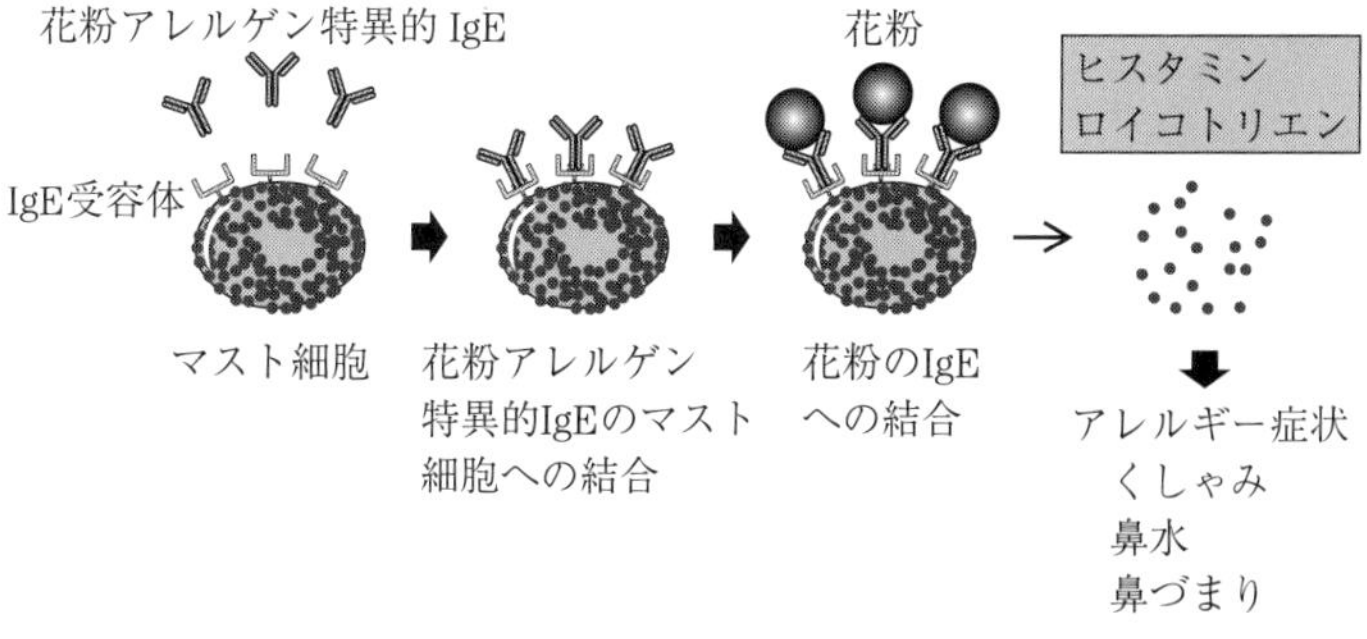

図4 花粉アレルゲン特異的IgEがアレルギー症状を引き起こすしくみ

すると血液中の血しょう成分が浸み出してきて、それが粘膜の下に溜まることによって腫れが生じ、空気の通りが悪くなる。すなわち、鼻づまりになるのである。ヒスタミンにもロイコトリエンと同様に血管を拡張する作用があるが、ロイコトリエンよりも弱い。

くしゃみや鼻水、鼻づまり、目のかゆみは、花粉症の典型的な症状である。すなわち、花粉症によるアレルギー症状は、マスト細胞から分泌されるヒスタミンとロイコトリエンによってもたらされるのである。

マスト細胞の表面には、IgE抗体が結合するためのIgE受容体が存在するが、この受容体は、じつは、樹状細胞の表面にも存在する。B細胞が作り出した花粉アレルゲン特異的なIgE抗体が、樹状細胞のIgE受容体に結合し、さらに、新たに侵入してきた花粉アレルゲンがIgE抗体に結合すると、樹状細胞は花粉アレルゲンを効率良く取り込むようになる。取り込まれた花粉アレルゲンは、再び樹状細胞表面に移動し、ヘルパー2T細胞に提示される。そうすると、この花粉アレルゲンの情報は、前述したようにヘルパー2T細胞から、さらにB細胞に伝わり、花粉アレルゲン特異的IgE抗体が作られる。すなわち、樹状細胞がIgE受容体をもっていることで、B細胞によるIgE抗体の生産量が爆発的に増えるという悪の循環に陥るのである。

細菌やウイルスに感染したときの免疫システム

花粉症などのアレルギーは、本来は害にならないような物質によって免疫システムが作動してしまう疾患である。では、細菌やウイルスなど、われわれにとって害となる外敵に対してはどのような免疫システムが働くのだろうか。

細菌やウイルスが粘膜や上皮細胞に感染すると、細胞を破壊して組織に入り込むが、それらは樹状細胞によって捕捉され、ばらばらに分解される。細菌やウイルスを捕捉した樹状細胞はリンパ節に移動する。分解された細菌やウイルスのタンパク質はペプチドとなり、樹状細胞の表面に移動し提示される。ばらばらにされた細菌やウイルスのタンパク質のペプチド断片は、アレルギーを引き起こすわけではないので、アレルゲンではなく抗原と呼ぶ。この抗原を認識して作られた抗体が、細菌やウイルスに結合するのである。

花粉症発症者では、樹状細胞が花粉のアレルゲンを細胞表面に提示したときはヘルパー2T細胞によって認識されるが、細菌やウイルスの抗原を提示したときは**ヘルパー1T細胞**によって認識される。樹状細胞の表面に提示された抗原の受容体をもつヘルパー1T細胞は、さらにその抗原に特異的なB細胞に抗体を作らせる指示を出す。アレルゲン特異的ヘルパー2T細胞は、B細胞との直接的な接触と、インターロイキン４によってＩｇＥ抗体生産のための指示を出しているが、ヘルパー１Ｔ細胞の場合は、Ｂ細胞との接触に加え**インターロイキン２**と**インターフェロンγ**というサイトカインが抗体を作らせるための指示となっている（図５）。ヘルパー１Ｔ細胞の指示によってＢ細胞が作る抗原に特異的な抗体はＩｇＧというタイプの抗体である。この抗体が、感染した細菌やウイルスと結合することによって、これらの外敵の活動を抑制するのである。

花粉によるアレルギー疾患も、細菌やウイルスによる感染症も、同じＢ細胞から抗体が生産される。しかし、作られる抗体の種類は、アレルゲンに対してはＩｇＥ抗体、細菌やウイルスの抗原に対してはＩｇＧ抗体である。この違いは、Ｂ細胞に抗体生産の指示を出すヘルパーＴ細胞の種類にある。すなわち、ヘルパー１Ｔ細胞とヘルパー２Ｔ細胞の違いが、抗体生産の運命を決定づけているのである。

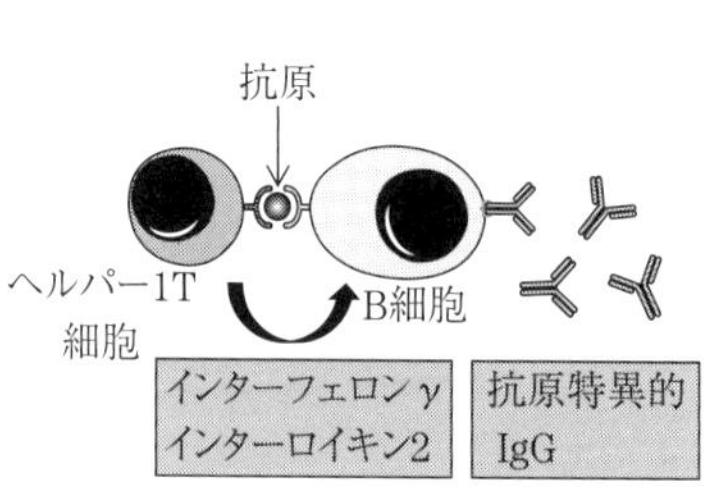

図５　Ｂ細胞による抗原特異的 IgG の生産

ヘルパーＴ細胞

花粉症などのアレルギーには、ＩｇＥ抗体が大きく関わっていることは理解いただけたと思う。

世の中には、花粉症になる人とならない人がいる。この違いは、それぞれの人がもっているヘルパーT細胞の種類に依存する。すなわち、ヘルパー1T細胞を多くもつ人は、IgE抗体ができにくいので花粉症になりにくく、逆にヘルパー2T細胞を多くもっている人は花粉症になりやすい。

ヘルパー1T細胞もヘルパー2T細胞も、人間に例えると成人した大人の細胞であるといえる。これらの細胞は、**ナイーブT細胞**からできる。ナイーブというのは「幼稚な」という意味である。すなわち、「子供」の細胞なのだ。子供のときに良い教育を受けると善良な人間になり、そうでないと暴れ者になってしまうとしよう。T細胞も同じで、子供のとき、すなわちナイーブT細胞のときに良い教育を受けるとヘルパー1T細胞になり、そうでないとヘルパー2T細胞になってしまう。ナイーブT細胞が受ける良い教育とは、細菌やウイルスによる教育である。人間は、赤ん坊のときには、ナイーブT細胞をたくさんもっている。細菌やウイルスが赤ん坊に感染すると、ナイーブT細胞は成長してヘルパー1T細胞となり、B細胞にIgG抗体を作らせる。逆に、赤ん坊のときに、細菌やウイルスなどに感染する機会がないと、ナイーブT細胞はヘルパー1T細胞に成長する必要がないので、ヘルパー2T細胞に成長してしまう。

花粉症やアトピー、食物アレルギーなどのアレルギー疾患は、昔の人には少ないので、現代病であるといえる。昔は衛生状態が良好とはいえず、そのような環境で育った子供は、細菌やウイルスに感染する機会も多かったであろう。しかし、現在は衛生状態が著しく改善され、清潔な環境が整っている。そのような環境の中で子供が育てられるとヘルパー2T細胞ができてしまう。衛生環境が改善されたことが、逆にアレルギー体質を多く生み出しているという皮肉な結果になっているのである。

細菌やウイルス、あるいは花粉は、まず、樹状細胞によって取り込まれ、ばらばらに分解される。そして、分解物であるペプチドが、抗原あるいはアレルゲンとしてナイーブT細胞に提示され、ヘルパー1T細胞になるか、あるいはヘルパー2T細胞になるかが決定される。その決定に関わっているのもサイトカインという情報伝達物質である。細菌やウイルスを取り込んだ樹状細胞は**インターロイキン12**を分泌し、このサイトカインを受け取ったナイーブT細胞はヘルパー1T細胞になる（図6）。インターロイキン12にはヘルパー2T細胞の増殖を抑制する働きもあるため、リンパ節の中はヘルパー1T細胞が圧倒的に優勢になる。

一方、花粉を取り込んだ樹状細胞がナイーブT細胞に向かっ

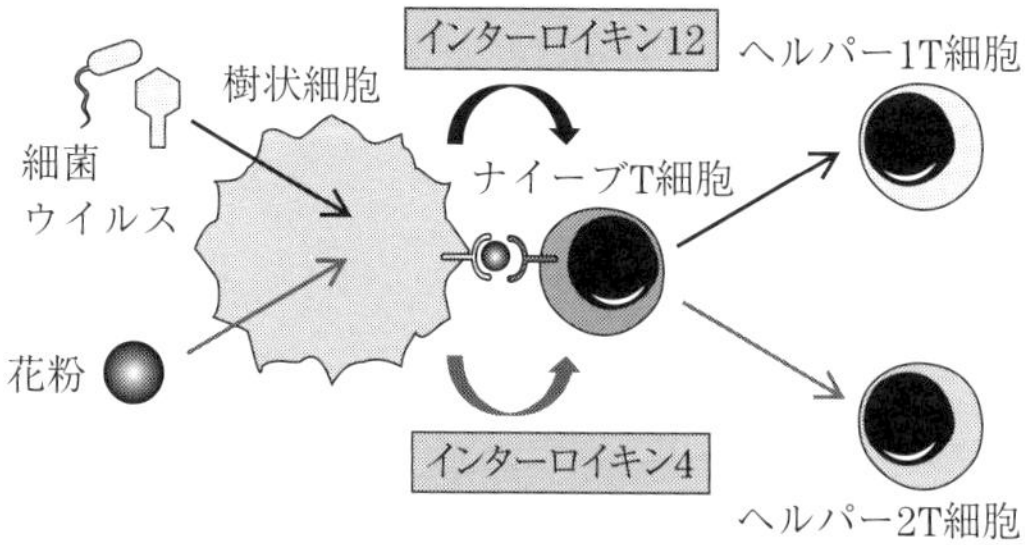

図6　ナイーブT細胞がヘルパー1T細胞あるいはヘルパー2T細胞へ分化する仕組み

てインターロイキン4を分泌すると、ナイーブT細胞はヘルパー2T細胞になる(図6)。ヘルパー2T細胞はB細胞に向かってインターロイキン4を分泌するが、インターロイキン4にはヘルパー1T細胞の増殖を抑制する働きもあるため、リンパ節の中はヘルパー2T細胞が圧倒的に優勢になる。ヘルパー1T細胞が優勢となっている人は、IgG抗体が多くIgE抗体は少ない。一方、ヘルパー2T細胞が優勢となっている人は、IgE抗体が多くIgG抗体が少ない。すなわち、アレルギー体質というのは、ヘルパー2T細胞が優勢になっている状態のことをいうのである。

制御性T細胞

ヘルパー2T細胞が過剰に優勢になるとアレルギー疾患の原因となる。一方、ヘルパー1T細胞が過剰に優勢になると自己免疫疾患の原因となってしまう。すなわち、ヘルパー1T細胞とヘルパー2T細胞のバランスが取れていることが重要なのである。健常者では、**制御性T細胞**がヘルパー1T細胞あるいはヘルパー2T細胞のいずれかが過度に優勢にならないように調整している。制御性T細胞は三種の細胞に分けられるが、**インターロイキン10**を分泌する制御性T細胞はアレルギーの抑制に関与している。この制御性T細胞がIgEを生産しているB細胞に向かってインターロイキン10を分泌すると、B細胞は**IgG4**を作るようになる(図7)。ヒトでは、IgGはさらに細かく

ＩｇＧ１、ＩｇＧ２、ＩｇＧ３、およびＩｇＧ４に分けられている。ＩｇＧ４は、これら四つのＩｇＧのうち最も量が少なく、全ＩｇＧの三％程度しかない。最も多いのはＩｇＧ１で全体の約六五％、つぎに多いのがＩｇＧ２で約二五％、ＩｇＧ３は七％程度である。ＩｇＧ４は、ＩｇＥと同様にマスト細胞や樹状細胞の表面に結合することができる。これらの細胞表面には花粉アレルゲン特異的

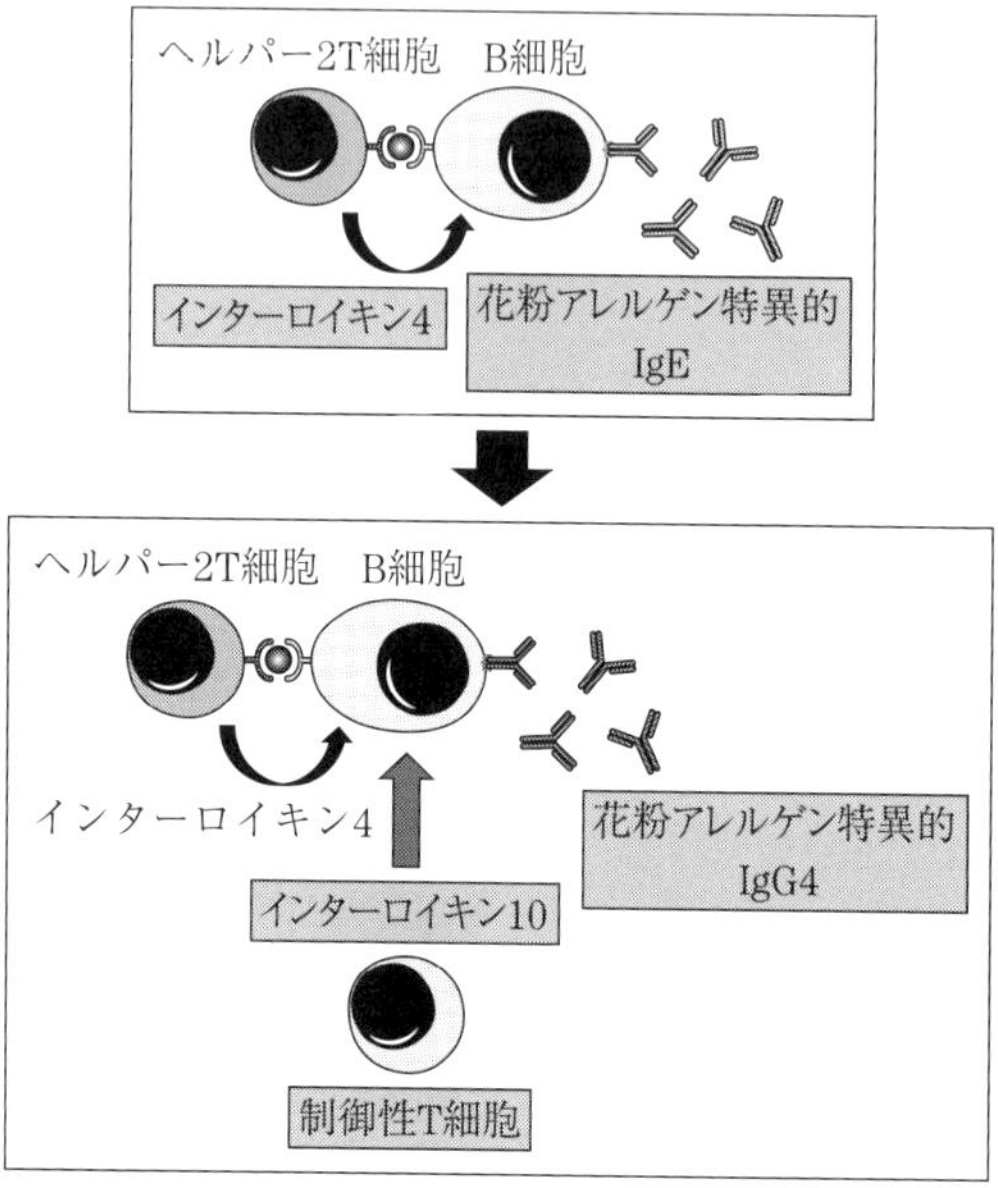

図 7　制御性 T 細胞は B 細胞からの IgE 生産を IgG4 生産に変化させる

IgEが結合していて、花粉がやって来るのを待っている。しかし、花粉アレルゲンに特異的なIgG4がこれらの細胞表面に結合すると、花粉アレルゲンはIgG4にも結合する。その結果、IgEに結合できる花粉アレルゲンが相対的に少なくなり、アレルギー症状は抑制される（図8）。インターロイキン10を分泌する制御性T細胞は、抗原の刺激によってヘルパーT細胞から作られる。

誘導型制御性T細胞もアレルギーの抑制に関与している。この制御性T細胞は、ヘルパー1T細胞およびヘルパー2T細胞のいずれにも接触して、これらのヘルパーT細胞を破壊してしまう。ヘルパー2T細胞を破壊してしまえば、IgE抗体が作られないのでアレルギーを抑制することができる。

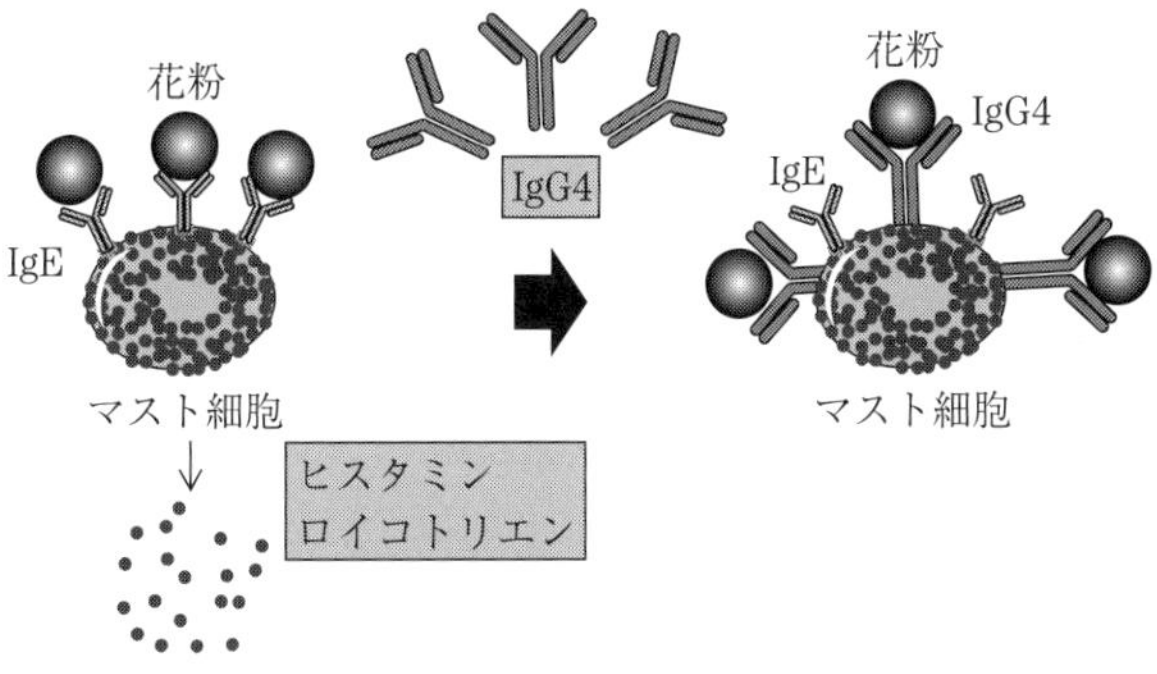

マスト細胞上のIgEに花粉が結合するとヒスタミンやロイコトリエンが放出される。IgG4がマスト細胞に結合すると、花粉はIgG4にも結合できるのでIgEに結合できる花粉の量は相対的に少なくなる。

図8　IgG4によるマスト細胞からのヒスタミンやロイコトリエンの放出抑制

樹状細胞の抗原提示

樹状細胞は、取り込んだ細菌やウイルス、あるいは花粉を**エンドリソソーム**という膜に囲まれた袋状の細胞小器官の中で分解する。エンドリソソームの膜には**ＨＬＡ**（ヒト白血球型抗原という意味の Human Leukocyte Antigen の略）というタンパク質がある。エンドリソソームで分解されてできた抗原やアレルゲンのペプチドは、ＨＬＡに結合する（図1参照）。抗原やアレルゲンと結合したＨＬＡは、エンドリソソームから分裂するように、小さな袋状の小胞となって切り離され、細胞膜まで移動する。細胞膜とこの小胞が接触すると、両者が融合して、小胞は細胞膜の一部となる。ＨＬＡと結合した抗原やアレルゲンは、小胞の内側にある。小胞が細胞膜と融合すると、小胞の内側は、細胞膜の外側となる。したがって、抗原やアレルゲンは細胞の表面に位置することになる。

ＨＬＡは、個人個人によって少しずつ異なっている。骨髄移植のためのドナーカードという制度があるが、これは骨髄移植を希望する人と同じか似たＨＬＡをもつ人（ドナー）を見つけるためのシステムである。異なるＨＬＡの型の骨髄を移植すると、それを自分ではない、すなわち、異物と見なし、拒絶反応が起こる。つまり、ＨＬＡは、自分と他人を区別するための目印なのである。

樹状細胞はHLAに抗原あるいはアレルゲンを結合させて、ヘルパー2T細胞に提示する（図2参照）。ヘルパー2T細胞は、HLAを見て、それが自分の樹状細胞であると認識した上で、抗原やアレルゲンを異物として認識するのである。もし、HLAが自分の型でなければ、抗原やアレルゲンを提示されても、ヘルパー2T細胞は見向きもしない。

HLAの型は、個人個人異なっているので、その違いによって、スギ花粉のアレルゲンと結合しやすい型と、結合しにくい型がある。この型は、遺伝子によって決定されているので、先天的な性質である。スギ花粉のアレルゲンと結合しにくいHLAの型をもっている人は、ヘルパー2T細胞が優勢になっても花粉症を発症することはないのである。

抗ヒスタミン剤による花粉症の治療

ここまで、花粉症の発症メカニズムについて見てきたが、このような花粉症の発症メカニズムがわかれば治療のための戦略が立てられる。

花粉症のさまざまな症状は、マスト細胞から放出される顆粒の中のヒスタミンとロイコトリエンによって引き起こされるので、これらの物質の作用を止めることができれば、花粉症の有効な治療となるだろう。

ヒスタミンは、血管内皮細胞、平滑筋細胞、知覚神経や副交感神経の細胞に作用する。これらの細胞の表面にはヒスタミンが結合するために必要な受容体（H1受容体）が存在する。ヒスタミンが、この受容体に結合すると、受容体が細胞の中にその情報を伝え、花粉症の症状を引き起こす。神経細胞の表面にあるヒスタミン受容体に蓋《ふた》をしてしまえば、ヒスタミンは受容体に結合することができなくなるだろう。すなわち、ヒスタミン受容体にヒスタミンが結合できないように、先回りしてブロックしてしまうのである。

このようなコンセプトに基づいて開発されたのが、抗ヒスタミン剤である。抗ヒスタミン剤は、現在、花粉症治療に最も一般的に処方されている薬剤である。抗ヒスタミン剤は、ヒスタミンによって引き起こされるくしゃみや鼻水、鼻づまり、目のかゆみなどの症状を抑えることができるので、花粉症の不快感からは解放される。しかし、この薬は、アレルギー体質そのものを改善するわけではない。

ステロイド薬

抗ヒスタミン剤とならび**ステロイド薬**も花粉症の治療によく使われる薬である。ステロイド薬とは、合成した副腎皮質ホルモンのことである。ホルモンもサイトカインと同様に情報伝達物質である。ある細胞から分泌されたサイトカインが比較的近傍の細胞に作用するのに対し、ホルモンは内分泌臓器から分泌され、血流に乗って遠くの臓器や細胞に作用する。ホルモンにはタンパク質でできているものとコレステロールでできているものがあり、コレステロールのステロール環構造をもつものをステロイドと総称している。合成副腎皮質ホルモンのステロイド薬は、ヘルパー2T細胞から分泌されるインターロイキン4を抑制する効果がある。この作用によりB細胞からのIgE抗体の生産が抑えられる。ステロイド薬によるインターロイキン4の分泌抑制は、インターロイキン4の遺伝子のスイッチである**NFκB**というタンパク質が機能しなくなるために起こる。NFκBは、インターロイキン4以外にも、炎症を引き起こす多くの炎症性サイトカインの生産に関与しているので、ステロイド薬はアレルギーによる炎症を抑える効果がある。また、ステロイド薬は、気道などに起こる炎症によるむくみを抑制することができるので、喘息の治療薬としても使われている。むくみは血管から血液成分である血しょうが漏れ出すことで起こるが、ステロイド薬には血しょうの漏れを防ぐ作用がある。

しかしながら、ステロイド薬は全身の臓器にさまざまな作用を及ぼすので、副作用も起こりやすい。よく効くが、その反面、副作用もある薬であるといえる。

抗体の抗体で花粉症を治療する

花粉症の治療薬として広く使われている抗ヒスタミン剤は、細胞表面にあるヒスタミン受容体をブロックして、ヒスタミンが受容体に結合できなくするような仕組みをもつ。

花粉症治療のもう一つの有効な戦略は、ＩｇＥ抗体をマスト細胞に結合できなくしてやることである。ＩｇＥがマスト細胞に結合しなければ花粉がいくらあっても、マスト細胞はヒスタミンやロイコトリエンが入った顆粒を分泌することはない。

ＩｇＥ抗体をマスト細胞に結合できなくするためには、ＩｇＥ抗体に結合する物質か、あるいは、マスト細胞の表面にあるＩｇＥ受容体をブロックする物質を開発すればよい。ＩｇＥ抗体をマスト細胞に結合できなくする方法として前者が選択された。すなわち、ＩｇＥ抗体になにかをくっつけてしまえば、そのＩｇＥ抗体は、もはやマスト細胞のＩｇＥ受容体に結合することはできない。では、ＩｇＥ抗体になにをつければよいか。あるいは、ＩｇＥ抗体に結合できるものとはなにか。すぐに思いつくのは抗体だ。ヒトは、細菌やウイルスに感染すると、それらの構成成分であるペプチドに結合するＩｇＧ抗体を作って、細菌やウイルスの活動を抑制することができる。花粉症患者のＩｇＥ抗体をマウスに注射してやると、このＩｇＥ抗体はヒトのＩｇＥ抗体なので、マウスはこれを異物と見なす。すると、免疫システムが働いて、マウスはこのヒトＩｇＥ抗体に結合するＩｇＧ抗体を作ってくれる。すなわち、抗体の抗体を作るのだ。このマウスが作ったＩｇＥ抗体のＩｇＧ抗体を花粉患者に注射してやれば、ＩｇＥ抗体と結合して、ＩｇＥ抗体はもはやマスト細胞のＩｇＥ受容体に結合できなくなる。

しかし、このままでは、大きな問題が生じてしまう。花粉症患者に注射するヒトＩｇＥ抗体に結合するＩｇＧ抗体はマウスで作られたものである。これをヒトに注射すると、ヒトはマウスによって作られたＩｇＧ抗体を異物と見なして、このＩｇＧ抗体の抗体を作ってしまうのである。そこで、マウスで作られたヒトＩｇＥ抗体のＩｇＧ抗体を改良して、ヒトのＩｇＧ抗体に近い構造にしたものが開発された。これを、ヒト化抗ヒトＩｇＥマウスＩｇＧ抗体という。ややこしい名前であるが、この名前は、ヒトＩｇＥ抗体に対するＩｇＧ抗体をマウスに作らせ、それをヒトのＩｇＧ抗体に似せるように改良したことを意味している。このような薬は、**抗体医薬**と呼ばれ、すでに使用されているが、抗ヒスタミン剤に比べて高額であるため、重度の喘息の治療薬などに限定されている。

減感作療法

減感作療法とは、花粉のアレルゲンエキスを週に一回、皮下に注射し、それを二年間程度続けることによってアレルギー体質を改善しようという治療法である。初めは極薄いアレルゲンエキスを使い、徐々に濃度を高めて、ある程度の濃度になったらその濃度を維持して継続的に投与する。この治療法は六〇〜七〇％ぐらいの人に有効性があるといわれている。

減感作療法がなぜ、花粉症の治療に有効なのかはまだはっきりしていないが、制御性Ｔ細胞の量が増えるのではないかと考えられている。花粉のアレルゲンエキスを継続的に投与することにより、一時的に制御性Ｔ細胞が増え、この細胞がインターロイキン10を分泌することによってＢ細胞は花粉アレルゲン特異的ＩｇＥではなく、花粉アレルゲン特異的ＩｇＧ４を生産するようになる。前述したように、花粉アレルゲン特異的ＩｇＧ４がマスト細胞の表面に結合することによって、同じ細胞の表面にある花粉アレルゲン特異的ＩｇＥに花粉アレルゲンが結合するのを競合的に阻害し、ヒスタミンやロイコトリエンの放出を抑制する。これにより、くしゃみや鼻水、目のかゆみといったアレルギー症状が沈静化するのである。また、花粉アレルゲン特異的ＩｇＧ４が樹状細胞表面に結合すると、同じ細胞上にある花粉アレルゲン特異的ＩｇＥへの花粉アレルゲンの結合が競合的に阻害され、ヘルパー２Ｔ細胞を介したＢ細胞からのＩｇＥ生産の増幅回路も遮断される。

減感作療法は、継続的に花粉のアレルゲンエキスを注射しなければならない。週に一回の注射を継続するのはかなりの負担になる。途中で止めてしまうと治療効果がなくなってしまう。インターロイキン10を分泌する制御性Ｔ細胞の寿命は短く、つねにアレルゲンを与えていないと死んでしまう。したがって、インターロイキン10を分泌する制御性T細胞の数を維持するためには、継続的にアレルゲンエキスを注射し続けなければならない。

また、減感作療法は花粉アレルゲンを体内に入れるので、このアレルゲンがIgEと結合し**アナフィラキシーショック**というさらに強い全身性のアレルギー症状を引き起こす危険性も排除できない。アナフィラキシーショックとは、アレルゲンによって引き起こされる過剰な免疫反応が原因で、最悪の場合、死に至ることもある症状である。初めから高濃度の花粉アレルゲンエキスを注射するとアナフィラキシーショックを起こす可能性があるので、徐々にアレルゲンエキスの濃度を高めていくのである。

減感作療法と似た治療法で**舌下免疫療法**という方法がある。EUの主要国ではハウスダストやブタクサ花粉などのアレルギーにすでに行われていたが、日本でもスギ花粉症に対して二〇一四年から保険適応になっている。減感作療法ではアレルゲンエキスを注射するが、舌下免疫療法ではアレルゲンエキスを舌下に入れ、二分間保持するだけである。舌下免疫療法も二年以上継続することが必要であるが、一日一回自分で行えばよいので通院の回数を減らすことができる。減感作療法ではまれにアナフィラキシーショックを起こすことがあるが、舌下免疫療法では全身的な副作用はいまのところ報告されていない。

2　「奇妙だけれどすごい」受容体

樹状細胞が細菌やウイルス、花粉を見分ける仕組み

細菌やウイルス、あるいは花粉を取り込んだ樹状細胞は、それらをばらばらに分解し、抗原あるいはアレルゲンとしてナイーブT細胞に提示する。細菌やウイルスの抗原も花粉のアレルゲンも、ともにペプチドである。にもかかわらず、樹状細胞は、細菌やウイルスを取り込むとインターロイキン12を分泌し、花粉を取り込むとインターロイキン4を分泌する。これは、樹状細胞が、細菌やウイルスと花粉を見分けているからだ。

われわれはたいていの場合、食事のときその料理の原料がなにかわかる。それは味覚があるからだ。われわれは、噛《か》むことによって食物をばらばらにして、その味覚を舌で感じ取ることができ

る。樹状細胞は細菌や花粉を取り込んで分解し、生成したペプチドを抗原やアレルゲンとして提示するが、これらのペプチドが細菌由来なのか、あるいは花粉由来なのかを判断することはできない。樹状細胞は、抗原やアレルゲンとなるペプチドではなく、DNAやRNA、そして脂質といった細菌や花粉の細胞成分によって、これらを見分けている。すなわち、樹状細胞にとっては、ペプチドには味がないけれど、DNAやRNAあるいは脂質には固有の味があるのだ。

細菌やウイルス、あるいは花粉も細胞なので、さまざまな細胞成分からなっている。細胞の膜は脂質からできているし、細胞の中には、DNAやRNAもある。また、糖もあれば、もちろんタンパク質もある。樹状細胞が、細菌やウイルス、あるいは花粉を取り込んでばらばらにすると、さまざまな細胞成分も一緒に出てくる。これらの細胞成分は、生物種ごとに、それぞれ固有の特徴をもっている。樹状細胞は、これらの生物種固有の細胞成分を認識して、その後の免疫システムの方向性を決めているのだ。樹状細胞によって認識される生物種固有の細胞成分は、**アジュバント**としての役割をもっている。アジュバントという語は、「免疫を惹起《じゃっき》する」という意味である。樹状細胞がインターロイキン12を分泌するのは、細菌の成分を認識したことによって起こる現象なのである。

細菌の細胞壁には、細菌にしかないリポ多糖が存在する。したがって、このリポ多糖は、樹状細胞が細菌を認識するための良い目印となる。多くの生物の生命の設計図は、DNAという文字を使って書かれている。このDNAという文字の使われ方は、生物種によって異なっている。例えば、文章を「～です。」で終わるのと、「～である。」で終わるのとは、意味は同じでも、ニュアンスが若干異なる。ある人は好んで「～です。」を使い、別の人は「～である。」を使う傾向があれば、これらの差によって、この文章がどちらの人によって書かれたのかがわかる。それと同じで、生物種によってDNAの塩基の並び方、すなわち塩基配列に特徴がある。その配列の違いによって、生物種を特定できる。細菌やウイルスでは、DNAの塩基配列の中に、CG（シトシン－グアニン）という並びが多くある。それらは、細菌やウイルスをほかの生物種から区別する良い目印となる。また、一部のウイルスは、DNAでなく、RNAという文字を使って生命の設計図が書かれている。したがって、RNAはウイルスを認識するための目印となる。一方、花粉では、**プロスタン**という脂質が目印となる。これらの目印がアジュバントとして機能する。

トール様受容体

樹状細胞が、細菌やウイルスに特徴的な目印（細胞成分）を認識しているという事実は知られていたが、どのように認識しているのかは謎であった。その答は意外な生物から得られた。

ショウジョウバエにとってカビは大敵である。ショウジョウバエは、カビを撃退するために抗菌ペプチドを作っているが、この抗菌ペプチドを作るときにToll（トール）というタンパク質がカビを認識していることが明らかとなった。Toll とは、ドイツ語で「奇妙な」とか「すごい」、「すばらしい」という意味である。この「奇妙ですごい」タンパク質は、ショウジョウバエの体節を形成するときに重要な役割を果たしていることはすでに知られていた。同じタンパク質が、体節の形成とカビを認識するというまったく異なる機能をもっていたのである。

さらに驚くべき発見があった。ショウジョウバエの Toll というタンパク質と似ているタンパク質がヒトにもあったのである。それも一つではなく、一〇個もあったのだ。ヒトのこれらのタンパク質は、「Toll に似た受容体」という意味の Toll-like receptor（トールライクレセプター、日本語では**トール様受容体**）と名付けられた。一般には、頭文字をとって**TLR**と呼ばれることが多い。ヒトでは、TLRが一〇個もあったので、TLRの後ろに1から10までの番号をつけて、TLR1、TLR2、TLR3などとして区別されている。しかし、TLRというタンパク質がどのような機能をもっているのかはわからなかった。

あるタンパク質の機能を調べるためには、そのタンパク質をもたない生物を作って、どのような機能が欠失するのかを見出せばよい。このような実験は、ヒトではできないので、マウスを使う。ある種のタンパク質を欠いたマウスをノックアウトマウスという。

敗血症性ショックを引き起こす細菌の細胞壁成分であるリポ多糖をマウスに注射すると、まもなく死んでしまう。しかしながら、TLR4をもたないノックアウトマウスは、リポ多糖を注射しても死なない。これは、TLR4が、リポ多糖を認識していることを意味している。すなわち、TLR4をもっている正常なマウスは、リポ多糖を認識して敗血症性ショックで死んでしまうが、TLR4がないとリポ多糖を認識できないのでなにも起こらないのである。

これまで、すべてのTLRのノックアウトマウスが作り出され、それぞれのTLRが細菌やウイルスのどのような細胞成分を認識するのかが次々と解明された（図9）。TLR1とTLR6は細菌のリポタンパク質を、TLR2は細菌のペプチドグリカンを認識する。TLR3はウイルスの二本鎖RNAを、TLR7とTLR8はウイルスの一本鎖RNAを認識する。TLR5は病原菌の鞭《べん》毛のフラジェリンを、**TLR9**は細菌のDNAを認識している。すなわち、TLRは、細菌やウイルスを探し出すためのセンサーとしての役割を担っているのである。TLR10がなにを認識するのかは、いまのところ、まだよくわかっていない。

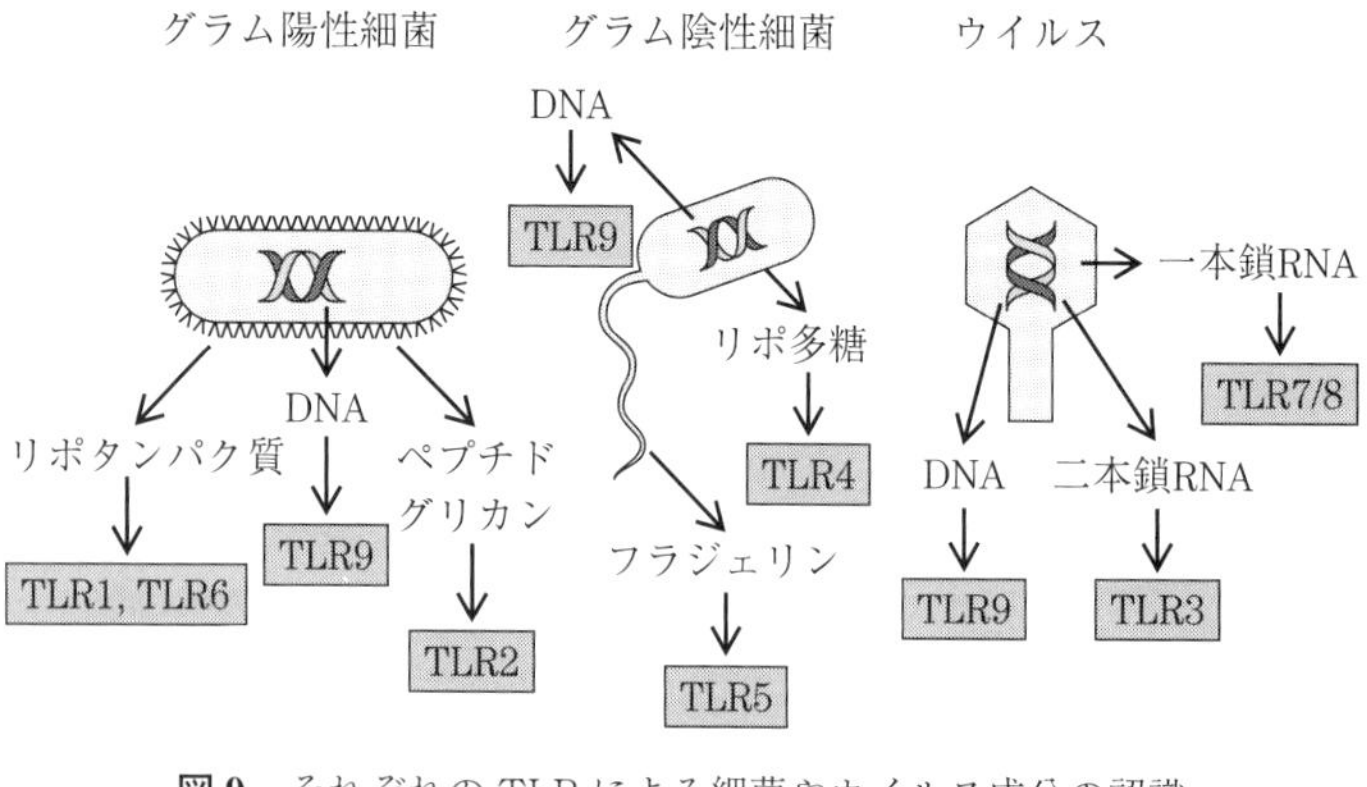

図9　それぞれのTLRによる細菌やウイルス成分の認識

アトピー性皮膚炎と花粉症

アトピー性皮膚炎の人は、花粉症の季節になると顔が真赤になってしまうことがある。アトピー性皮膚炎では、IgE抗体の量が著しく増えている。われわれの皮膚の最も外側は角層と呼ばれ、外敵が侵入できないようなバリア機能を果たしている。角層の内側には表皮があり、そこには表皮細胞が存在する。表皮のさらに内側は、真皮と呼ばれている。健常者では、角層に表皮ブドウ球菌という細菌が住み着いている。細菌というと悪いイメージがあるが、表皮ブドウ球菌は、病原性細菌に対する殺菌作用がある抗菌ペプチドを分泌している。表皮ブドウ球菌は抗菌ペプチドを分泌するが、その抗菌ペプチドに対して、自分自身は耐性をもっているので死ぬことはない。アトピー性皮膚炎では、皮膚が乾燥してカサカサしている。これは、角質セラミドという脂質が少なくなっているからだ。セラミドが少なく保湿性を失った角層では、表皮ブドウ球菌は生きていくことができず、代わりに黄色ブドウ球菌が住み着いている。表皮ブドウ球菌は抗菌ペプチドを分泌し、病原菌の侵入を防いでくれるが、黄色ブドウ球菌は、スーパー抗原という毒素を分泌する。これが、真皮にいるヘルパー2T細胞を刺激してインターロイキン4を分泌させ、インターロイキン4の作用によって、表皮細胞がさらにTSLPというサイトカインを表皮の近辺にいる樹状細胞に向かって分泌するようになるのである。その結果、樹状細胞はヘルパー2T細胞を刺激して、ヘルパー2T細胞からインターロイキン4をB細胞に向かって分泌させる。インターロイキン4の刺激を受けたB細胞は、大量のIgE抗体を作るのである。インターロイキン4が分泌されると、角層の表皮ブドウ球菌は抗菌ペプチドを作れなくなるので、それによって黄色ブドウ球菌が増え、このサイクルを繰り返すのである。

また、黄色ブドウ球菌の表面には、ペプチドグリカンという糖タンパク質がある。細菌のペプチドグリカンは樹状細胞のTLR2を活性化するが、TLR2の活性化はヘルパー2T細胞を刺激してB細胞にIgE抗体を作らせる。すなわち、黄色ブドウ球菌が増えることによってIgE抗体の生産に拍車がかかるのである。

アトピー性皮膚炎では、角層のセラミドが少なくなっていると述べた。セラミドには、細胞と細胞の隙間を埋める役目があるので、セラミドが少なくなると外からいろいろなものが侵入しやすくなる。すなわち、角層のバリアとしての機能が果たせなくなってしまう。そういう状態の皮膚に花粉が飛んでくると、花粉は角層を容易に通り抜けることができる。そこで待ち構えているのが、表面にIgE抗体をいっぱいにくっつけた樹状細胞やマスト細胞だ。アトピー性皮膚炎の発症者では、このような仕組みでIgE抗体が雪だるま式に産生されるのである。

ＤＮＡを認識するＴＬＲ９

結核は根絶された病気だと思われていたが、近年、再び結核菌に感染し、結核を発症する患者が出始めている。子供のころに受けたＢＣＧは結核予防のワクチンだ。これは、無毒化した結核菌を注射して結核菌に対する抗体をあらかじめ作っておくことで、結核菌に感染しても対処できる状態にしておこうというものである。一方で、結核患者はガンにならないということが経験的に知られていた。ガンの治療薬として一時期、世間の注目を集めた丸山ワクチンの主成分は、結核菌の細胞成分であるアラビノマンナンであるといわれている。さらに、結核菌のＤＮＡにもガン細胞の増殖を抑える効果があることが見出された。ＤＮＡには、生命の設計図が書き込まれている。生命の設計図であるＤＮＡにガン細胞の増殖を抑える機能があるのは不思議なことであると思われた。さらに不思議なことに、結核菌のＤＮＡにはガン細胞の増殖を抑える作用があるのに、脊椎動物のＤＮＡにはガン細胞の増殖を抑える作用はなかったのだ。ＤＮＡは、デオキシリボースという糖にリン酸と塩基が結合した**デオキシリボヌクレオチド**が重合してできたポリマーである。デオキシリボースに結合している塩基には、アデニン（Ａ）、チミン（Ｔ）、シトシン（Ｃ）、グアニン（Ｇ）の四種類がある。したがって、ＤＮＡは、この四つの塩基の並び、すなわち塩基配列で表される。

ＤＮＡが本当にガン細胞に作用しているならば、結核菌のＤＮＡには脊椎動物にない特徴があるはずだ。それを解明するため、いろいろなＤＮＡを人工的に作り、どのような塩基配列に高い抗ガン作用があるのかが調べられた。そして、ＧＡＣＧＴＴという配列に高い作用があることが突き止められた。特に、中央のＣＧという並び順が重要で、ＣとＧを入れ替えたＧＡＧＣＴＴという塩基配列にすると抗ガン作用はなくなってしまう。このＣＧの並びは**CpG**と名付けられた。ＣｐＧの小文字のｐは、シトシンデオキシリボヌクレオチドとグアニンデオキシリボヌクレオチドを結合させているリン酸（phosphate）を意味している。すべてのＤＮＡはデオキシリボヌクレオチドどうしがリン酸を介して結合しているので、小文字のｐに特別の意味があるわけではないが、なぜかこのように呼ばれている。

ＣｐＧが発見された当時は、まだＴＬＲの存在は知られていなかった。ＴＬＲ９の発見によって、初めて、ＣｐＧがＴＬＲ９によって認識されていることがわかったのだ。これらの発見によって、結核菌のＤＮＡによるガン細胞増殖抑制効果は、免疫システムの活性化によることが明らかとなった。ＣｐＧは結核菌にのみに高頻度に見出される配列ではなく、ほかの細菌やウイルスのＤＮＡにも広く存在している。

一方、脊椎動物のＤＮＡには、ＣｐＧはほとんど見出されない。ただし、まったくないわけではない。わずかであるが、ＣｐＧという配列をもっている。ではなぜ、細菌やウイルスのＣｐＧは免疫を活性化できて、脊椎動物のＣｐＧにはその作用がないのか。脊椎動物のＣｐＧのシトシンデオキシリボヌクレオチドの多くは、メチル化されている。メチル化というのは、メチル基で修飾されていることだ。一方、細菌のＣｐＧはメチル化されていない。ＣｐＧのシトシンデオキシリボヌクレオチドがメチル化されているとＴＬＲ９は認識できないのだ。すなわち、ＴＬＲ９は、ＣｐＧがメチル化されているかいないかで、細菌か、あるいは脊椎動物かを見分けているのである。

ヒトでは、ＴＬＲ９は樹状細胞とＢ細胞に存在する。Ｂ細胞はリンパ節にいるのに対して、樹状細胞はあらゆる組織にいる。そして、組織内に侵入してきたものを細胞の中に取り込んで分解する。その分解物の中にメチル化されていないＣｐＧを含むＤＮＡがあれば、ＴＬＲ９がそれを認識し、ヘルパー１Ｔ細胞を増殖させるのである（図10）。それと同時に、樹状細胞は、ばらばらにしたペプチドを抗原としてヘルパー１Ｔ細胞に提示するのだ。

一方、分解物中のＤＮＡにＣｐＧがない、あるいはＣｐＧがあってもメチル化されていると、ＴＬＲ９はこれを無視する。すなわち、樹状細胞は、取り込んだものが細菌やウイルスなどの外敵ではなく、安全であると判断し、ヘルパー１Ｔ細胞では

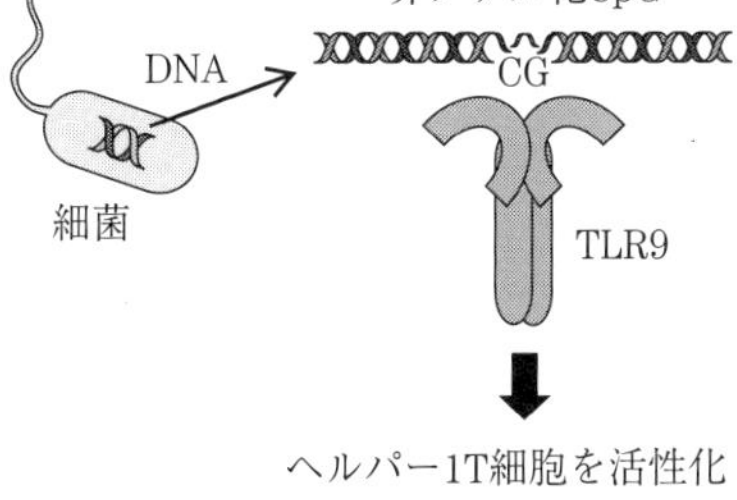

図 10　樹状細胞の TLR9 による非メチル化 CpG の認識

なくヘルパー2T細胞を増殖させ、活性化するのである。

細胞内にあるTLR9

ヒトには一〇種類のTLRがある。TLR4は、細菌のリポ多糖という成分を認識している。リポ多糖は細菌の細胞壁に多く存在する。したがって、ヒトの細胞が細菌と接触さえすれば、細菌表面にあるリポ多糖を容易に認識することができる。TLR4は、細胞の表面にあるため、細菌と出会った時点でTLR4がリポ多糖を認識し、自分が出会った相手は細菌であると判断することができる。

これに対してTLR9が認識するDNAは、細菌やウイルスの中にある。TLR9をもつ樹状細胞やB細胞は、細菌やウイルスを取り込んでばらばらに分解しなければDNAを取り出すことはできない。取り出されたDNAを認識するためには、TLR9は樹状細胞の中になければならない。

ウイルスには遺伝情報をDNAとしてもつものと、RNAとしてもつものがいる。ウイルスのDNAは、TLR9によって認識されるが、RNAはTLR3、TLR7、TLR8によって認識される。ウイルスのRNAも、ウイルスの殻の中にあるので、樹状細胞はウイルスを取り込んでばらばらに分解しないとRNAを取り出すことができない。したがって、ウイルスのRNAを認識する

ＴＬＲ３、ＴＬＲ７、ＴＬＲ８も、ＴＬＲ９と同様に、樹状細胞の表面ではなく、細胞の中になければならない。

これまで、樹状細胞が細菌やウイルス、あるいは花粉を「取り込む」といってきたが、樹状細胞は、どのようにこれらを取り込むのだろうか。細菌やウイルスが樹状細胞の表面に接触すると、この部分を取り囲むように樹状細胞の表面が内側にくぼみ始める。完全に取り囲むと、袋のような構造になり、細胞表面から細胞の内側に切り離され、**エンドソーム**と呼ばれる小胞と融合する。このように細胞外にある物を細胞膜で囲んで取り込む過程を**エンドサイトーシス**という（図11）。

エンドソームの膜には、プロトンを取り入れるプロトンポンプと呼ばれるタンパク質があり、この作用でエンドソームの中は酸性になっている。また、細胞の中には、ゴルジ体から遊離した**リソソーム**という袋状の小胞がある。リソソームの中には酸性条件で活性化するタンパク質分解酵素が含まれている。細菌やウイルスを囲い込んだエンドソームは、リソソームと融合し、タンパク質分解酵素によりばらばらに分解される（図12）。エンドソームと融合したリソソームは、エンドリソソームと呼ばれる。ＴＬＲ９は、エンドリソソームの膜を貫通した状態で存在している。すなわち、ＴＬＲ９は、エンドリソソームの内側にも、外側（細胞質）にも接している。細菌やウイルスのＤＮＡはエンドリソソームの中でＴＬＲ９と結合する。ＴＬＲ９がエンドリソソームの中で細菌やウイルスのＤＮＡにあるＣｐＧを認識すると、この情報はＴＬＲ９の細胞質側の領域に伝えられる。ＴＬＲ９がエンドリソソームの膜を貫通しているのは、エンドリソソームの内側で受け取った情報を外側、つまり細胞質へ伝えるためなのだ。

ＴＬＲ９がエンドリソソームの中でＣｐＧを認識したという情報が細胞質に伝わると、ＮＦκＢ

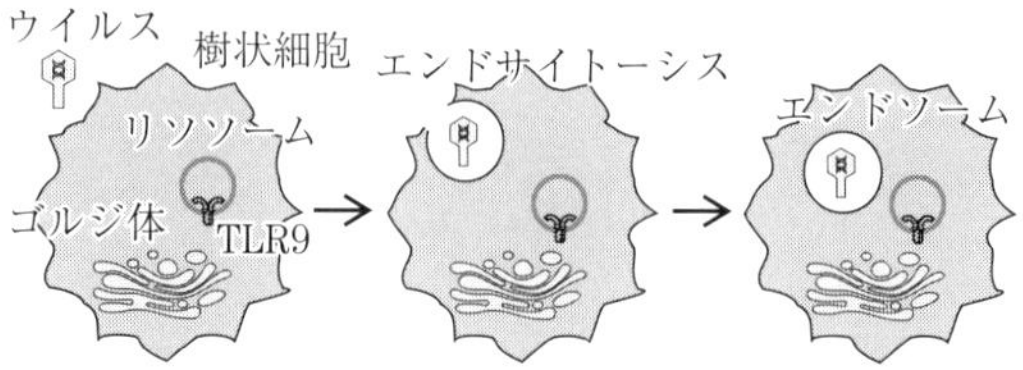

図 11　エンドサイトーシスによる細胞内への取り込み

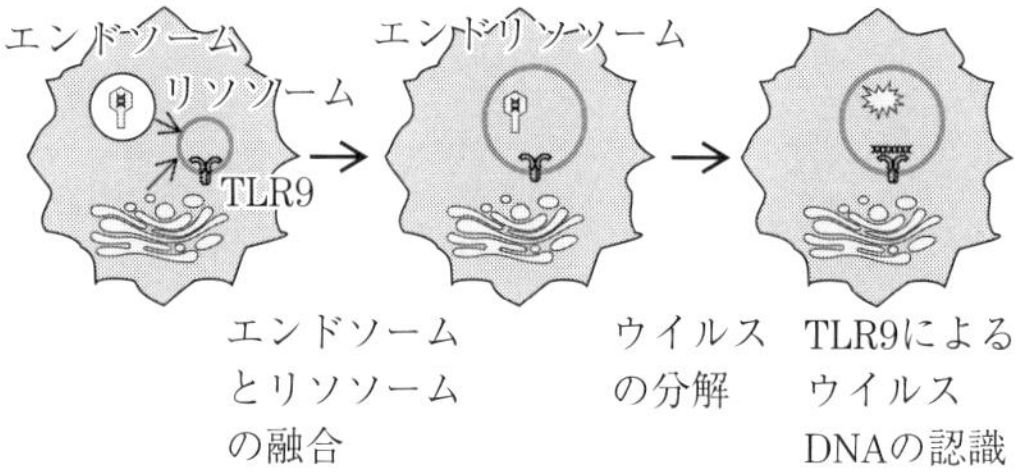

図 12　TLR9 による病原体 DNA 認識プロセス

やＳＴＡＴ３などの**転写因子**を活性化させる。転写因子というのは、遺伝子のスイッチをＯＦＦからＯＮにする働きをもつタンパク質のことである。樹状細胞は普段はインターロイキン12を分泌していない。しかし、細菌やウイルスを取り込むとインターロイキン12を分泌するようになる。これは、インターロイキン12の遺伝子のスイッチがＯＦＦからＯＮになるからだ。ＮＦκＢやＳＴＡＴ３などの転写因子は、インターロイキン12の遺伝子をＯＮにする働きをもっている。すなわち、ＴＬＲ９がCpGを認識すると、そのＤＮＡは細菌やウイルスのＤＮＡであると判断し、その情報が細胞質に伝わり、ＮＦκＢやＳＴＡＴ３などの転写因子が活性化され、核に入ってインターロイキン12の遺伝子をＯＮにすることで、インターロイキン12が分泌されるのである（図13）。

ＮＦκＢやＳＴＡＴ３はインターロイキン12の遺伝子のみではなく、ほかのさまざまな遺伝子のスイッチもＯＮにする。例えば、ＮＦκＢは**インターロイキン6**や**腫瘍壊死因子α**などの遺伝子のスイッチもＯＮにする。インターロイキン6や腫瘍壊死因子αもサイトカインで、ほかのさまざまな細胞の機能を調節している。細菌やウイルスに感染すると熱がでたり、皮膚が腫れたり赤くなったりするが、これらはインターロイキン6や腫瘍壊死因子αによるものである。熱がでたり、皮膚が腫れたり赤くなったりするのは、免疫が働いている証拠であるともいえる。

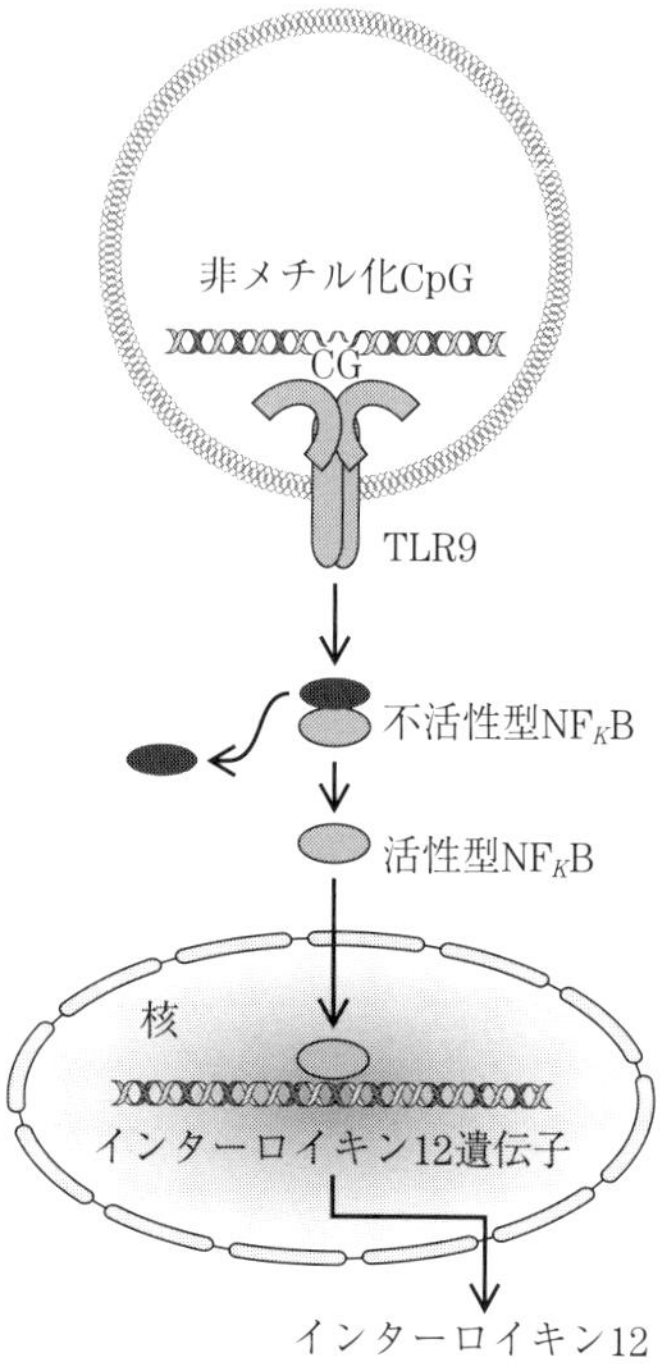

図 13　TLR9 による非メチル化 CpG の認識とインターロイキン 12 の分泌

コラム3　アラムと細胞質DNA受容体

ワクチン抗原とともに投与してワクチンの効果を増強するアジュバントの代表的なものにアラムがある。アジュバントとしてのアラムはアルミニウム塩の総称であり、リン酸アルミニウム、塩化アルミニウム、水酸化アルミニウム、硫酸アルミニウムなどがアラムと呼ばれている。アラムは八〇年以上使われてきたが、アルミニウム塩がなぜアジュバント効果を発揮するのか、その詳細なメカニズムはわかっていない。しかし、最近、つぎのような作用メカニズムが提案された。

マウスの腹腔に抗原とアラムを投与すると、好中球という細胞が細胞死を起こす。細胞死を起こした好中球の放出成分にはアラムと同じアジュバント効果が認められた。しかし、細胞死を起こした好中球の放出成分をDNA分解酵素で処理するとアジュバント効果が消失してしまう。このことから、アラムのアジュバント効果はアルミニウム塩の直接的な効果ではなく、好中球のDNAによるものであると考えることができる。

では、なぜDNAにアジュバント効果があるのだろうか。この実験はマウスで行われたので、好中球が細胞死を起こして出てきたDNAは、マウスのDNAである。マウスのDNAはCpGをほとんど含まないか、含んでいたとしてもメチル化されている。つまり、マウスのDNAはTLR9には認識されない。近年、DNAを認識する受容体が次々に発見されている。これらのDNA受容体はTLR9と異なり細胞質に存在し、CpGに依存せずにDNAを認識する。このような細胞質DNA受容体によってDNAが認識されると、I型インターフェロンが誘導される。つまり、アラムによって細胞死を起こした細胞から放出されたDNAが、細胞質DNA受容体によって認識され、その結果、I型インターフェロンが誘導されることがアラムの作用メカニズムの最新の説ということになる。

3　DNAで花粉症の薬を作る

花粉症の新しい治療戦略

先に述べたように、花粉症を発症する人は、ヘルパー2T細胞が優勢になっていて、花粉症を発症しない人はヘルパー1T細胞が優勢になっている。したがって、花粉症の人に対してヘルパー1T細胞を活性化して優勢にしてやれば、花粉症を治すことができると考えられる。

樹状細胞は、細菌やウイルスを取り込んで分解し、その分解物の中のCpGを含むDNAをTLR9が認識してインターロイキン12を分泌する。インターロイキン12は、ヘルパー1T細胞を優勢にしてくれる。細菌のDNAは、デオキシリボヌクレオチドが数百万個つながっている。TLR9は細菌やウイルスのそのままのDNAでなくても、十個から数十個のデオキシリボヌクレオチドからできている小さなＤＮＡの中のＣｐＧも認識することができる。デオキシリボヌクレオチドが数個から数十個連結した小さなＤＮＡを**オリゴデオキシヌクレオチド**（Oligo DeoxyNucleotide, ＯＤＮ）という。ＣｐＧを含むＯＤＮは**ＣｐＧ　ＯＤＮ**と呼ばれる。デオキシリボヌクレオチドを数個から数十個しか連結していないＯＤＮは、核酸合成装置で簡単に合成することができる。細菌やウイルスからＤＮＡを取ってきてそれを薬とすることは難しいが、核酸合成装置で人工的に合成できるならば薬として使うことができる。すなわち、ＣｐＧ　ＯＤＮをアジュバントとして花粉アレルゲンとともに樹状細胞に取り込ませることができれば、この樹状細胞は花粉アレルゲンを提示するとともに、インターロイキン12を分泌し、花粉アレルゲンに特異的なヘルパー１Ｔ細胞を活性化することができるだろう。

花粉症の治療薬として用いられている抗ヒスタミン剤は、花粉症の症状を抑えることはできるが、アレルギー体質そのものを改善する効果はない。これに対して、ＣｐＧ　ＯＤＮは、アレルギー体質を改善する効果が期待できる。

減感作療法や舌下免疫療法もアレルギー体質を改善する免疫療法である。前述したように、これらの治療法の原理は、制御性Ｔ細胞の数を増やすことにある。制御性Ｔ細胞がインターロイキン10をＢ細胞に向けて分泌すると、Ｂ細胞は花粉アレルゲン特異的なＩｇＧ４抗体を作り出す。このＩｇＧ４が侵入してきた花粉と結合するため、花粉がマスト細胞上の花粉アレルゲン特異的ＩｇＥ抗体に結合することを防いでいる。しかし、インターロイキン10を分泌する制御性T細胞には**メモリー機能**がない。減感作療法や舌下免疫療法で花粉アレルゲンを継続的に投与しなければ効果が薄れてしまうのは制御性T細胞にメモリー機能がないためだ。ヒトは、感染したウイルスを免疫システムで撃退すると、つぎに同じウイルスに感染しても即座に免疫システムが対応するため、病気を発症しない。二度目の感染のとき免疫システムが素早く対応できるのは、そのウイルスに特異的なヘルパー1T細胞やB細胞が一度目に感染したときのことを記憶しているからだ。すなわち、ヘルパーT細胞やB細胞には、メモリー機能が備わっている。CpG ODNはヘルパー1T細胞を活性化できるので、このCpG ODNを利用する花粉症の治療では、ヘルパー1T細胞のメモリー機能によって長期にわたる効果が期待できる。

CpG ODNを薬として使うときの問題点

CpG ODNを花粉アレルゲンと一緒に樹状細胞に取り込ませるとメモリー機能をもった花粉アレルゲン特異的ヘルパー1T細胞を活性化することができる。これにより効果の持続性が期待できる。しかし、良いことばかりではない。CpG ODNが樹状細胞によって取り込まれると樹状細胞のエンドリソソームの中に入る。エンドリソソームの中にはDNAを分解する酵素がある。この酵素があるため、エンドリソソームに入ったCpG ODNは五〜一〇分で分解されてしまう。すなわち、TLR9がエンドリソソーム内でCpG ODNを認識できるタイムリミットは五〜一〇分しかない。これでは、十分な効果が望めない。また、DNAを分解する酵素は細胞外にもあるので、CpG ODNは細胞に取り込まれる前に分解してしまうこともある。

このような問題を解決するために、DNA分解酵素に強い修飾型のCpG ODNが薬の開発研究に使われている。DNAを構成する単位はデオキシリボヌクレオチドだ。すなわち、DNAは、デオキシリボヌクレオチドが重合したポリマーであるといえる。デオキシリボヌクレオチドは、デオキシリボースの1′位の炭素にA、G、C、Tのいずれかの塩基が結合し、5′位の炭素にリン酸が結合している(図14)。この5′位のリン酸が別のデオキシリボヌクレオチドの3′位の水酸基(—OH)に結合している。この結合が伸長し、ポリマーとなったものがDNAである(図15)。デオキシリボヌクレオチドがこのように重合すると、一方の末端にはデオキシリボースの5′位の炭素原子に結合しているリン酸が、他方の末端にはデオキシリボースの3′位の炭素原子に結合している水酸基が露出する(図15)。そこで、DNAの両末端のことを、それぞれ5′末端および3′末端と呼ぶ。つまり、DNAには方向性があるのである。

隣り合うデオキシリボヌクレオチドどうしは、リン酸を介して結合している。この結合のことを**ホスホジエステル結合**という(図15)。DNAを分解する酵素は、このホスホジエステル結合を加

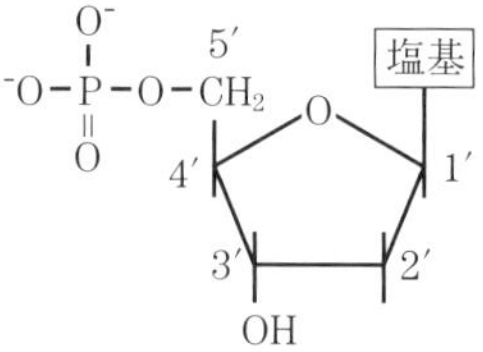

図 14　デオキシリボヌクレオチド

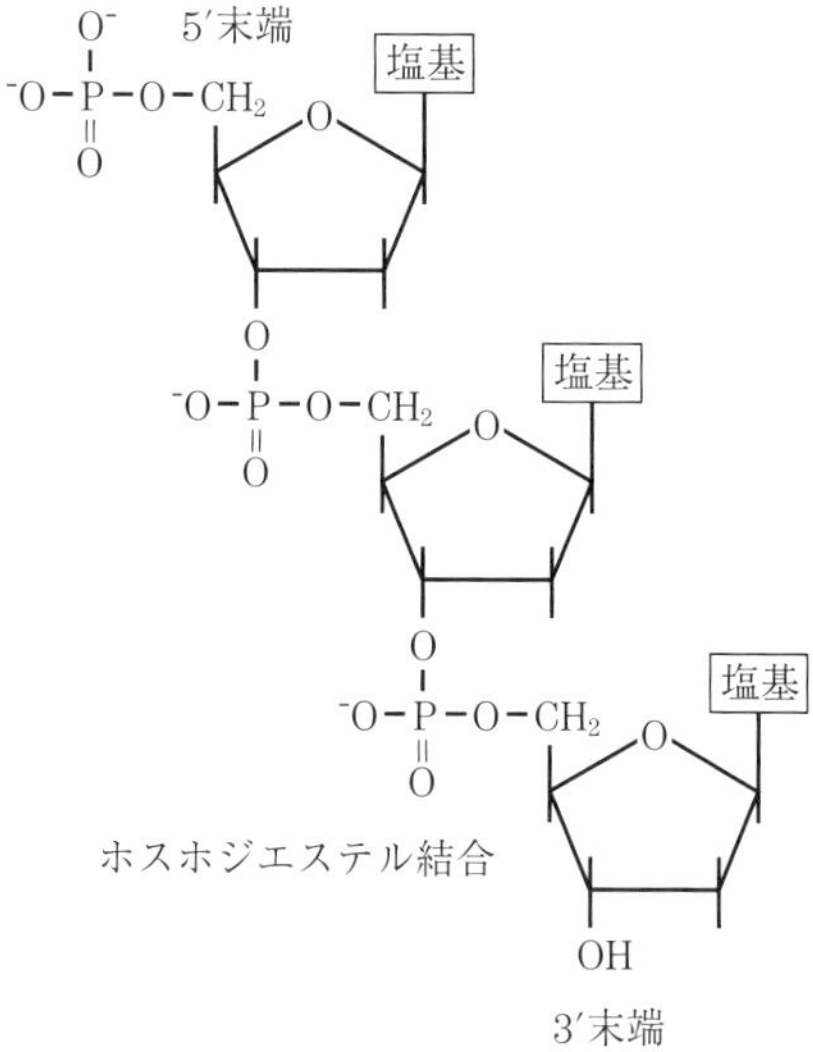

図 15　ホスホジエステル結合と
5′ 末端および 3′ 末端

水分解する酵素なのである。そこで、デオキシリボヌクレオチドどうしの結合に関与しているリン酸を酵素による攻撃から保護するために、さまざまな化学修飾に関する研究が行われてきた。その結果、デオキシリボヌクレオチドのリン酸の負に帯電している酸素原子（O^-）を硫黄原子（S^-）で置換すると（図16）、酵素による攻撃を受けても分解されにくいことがわかり、さまざまな核酸医薬の開発研究に取り入れられるようになった。この化学修飾は、**ホスホロチオエート化**と呼ばれている。分解され難いといっても、ホスホロチオエート化したCpG ODNでもエンドリソソームで二〇～三〇分で分解されてしまう。しかし、ホスホロチオエート化によってTLR9がCpG ODNを認識するためのタイムリミットが伸びたため、CpG ODNの効果が期待できるようになった。

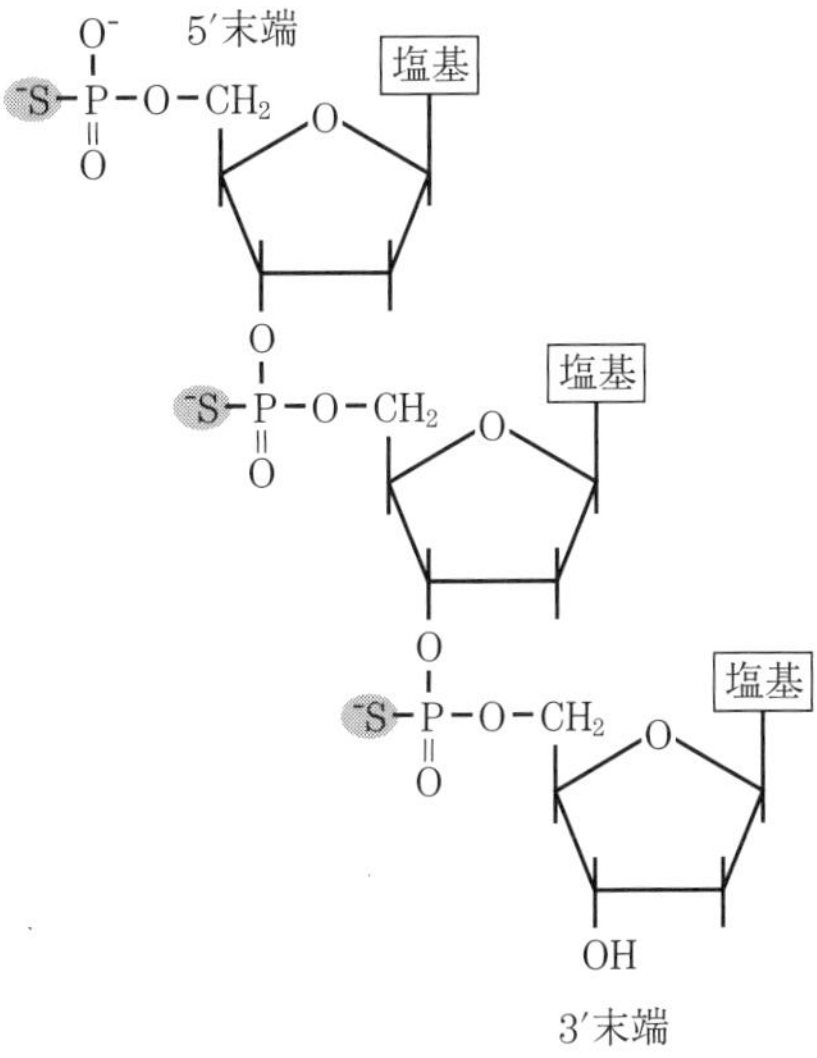

図 16　ホスホロチオエート化

クラスBのCpG ODNの作用

現在、花粉症やハウスダストアレルギーなどの薬として開発中のCpG ODNは、**クラスB**

（あるいはKタイプ）と呼ばれているCpG ODNである。この種のCpG ODNは、すべてのデオキシリボヌクレオチドがホスホロチオエート化された一本鎖のODNで、CpGを複数含んでいる（図17）。

クラスBのCpG ODNは樹状細胞とB細胞に取り込まれ、インターロイキン12、インターロイキン6や腫瘍壊死因子αなどの炎症性サイトカインを分泌させる（図18）。クラスBのCpG ODNを取り込んだB細胞や樹状細胞が分泌するインターロイキン6は、炎症性ヘルパーT細胞を活

CpG-B2006

5′-t**cg**t**cg**ttttgt**cg**ttttgt**cg**tt-3′（24mer）

CpG-K3

5′-at**cg**actct**cg**ag**cg**ttctc-3′（20mer）

CpG-K23

5′-t**cg**ag**cg**ttctc-3′（12mer）

アルファベットの小文字はホスホロチオエート、太字はCpG。

図17　クラスBのCpG ODN

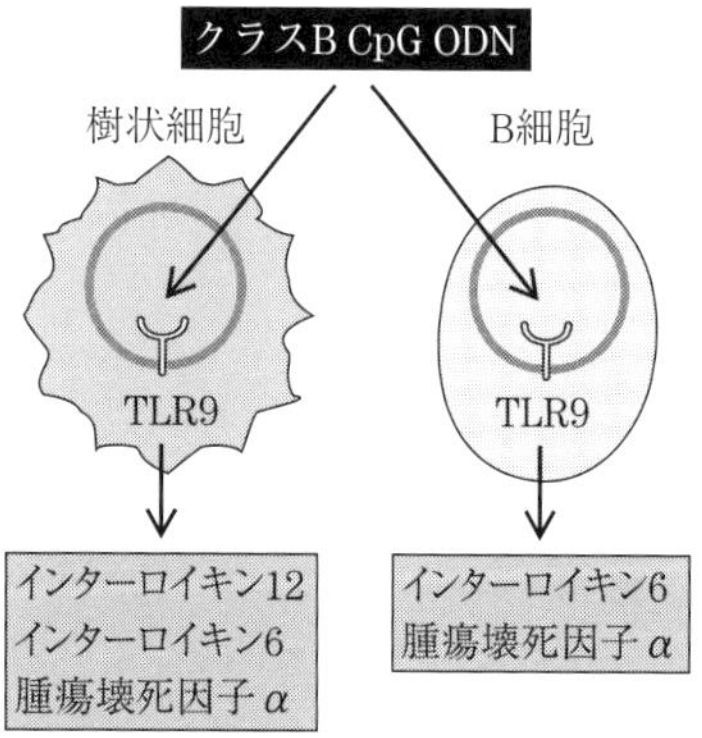

図18　クラスBのCpG ODNによるサイトカインの誘導

性化させる（図19）。炎症性ヘルパーT細胞はインターロイキン17を分泌するヘルパー1T細胞の仲間である。前述したように、ヘルパー1T細胞の過剰な活性化は自己免疫疾患の原因となるが、自己免疫疾患を引き起こすヘルパー1T細胞は、じつはこの炎症性ヘルパーT細胞なのである。さらに、炎症性ヘルパーT細胞はヘルパー1T細胞や制御性T細胞の増殖も抑制してしまう。すなわち、クラスBのCpG ODNによって分泌される炎症性サイトカインには、アレルギー治療にとってプラスに働くものとマイナスに働くものがあるということである。

ブタクサのアレルゲンをクラスBのCpG ODNに結合させてヒトに投与した臨床試験では、ヘルパー2T細胞が優勢な状態からヘルパー1T細胞が優勢な状態に変化し、アレルギー症状が緩和できたことが報告されている。この結果からは、クラスBのCpG ODNにはマイナスに作用する要因があるものの、全体としてはアレルギーの

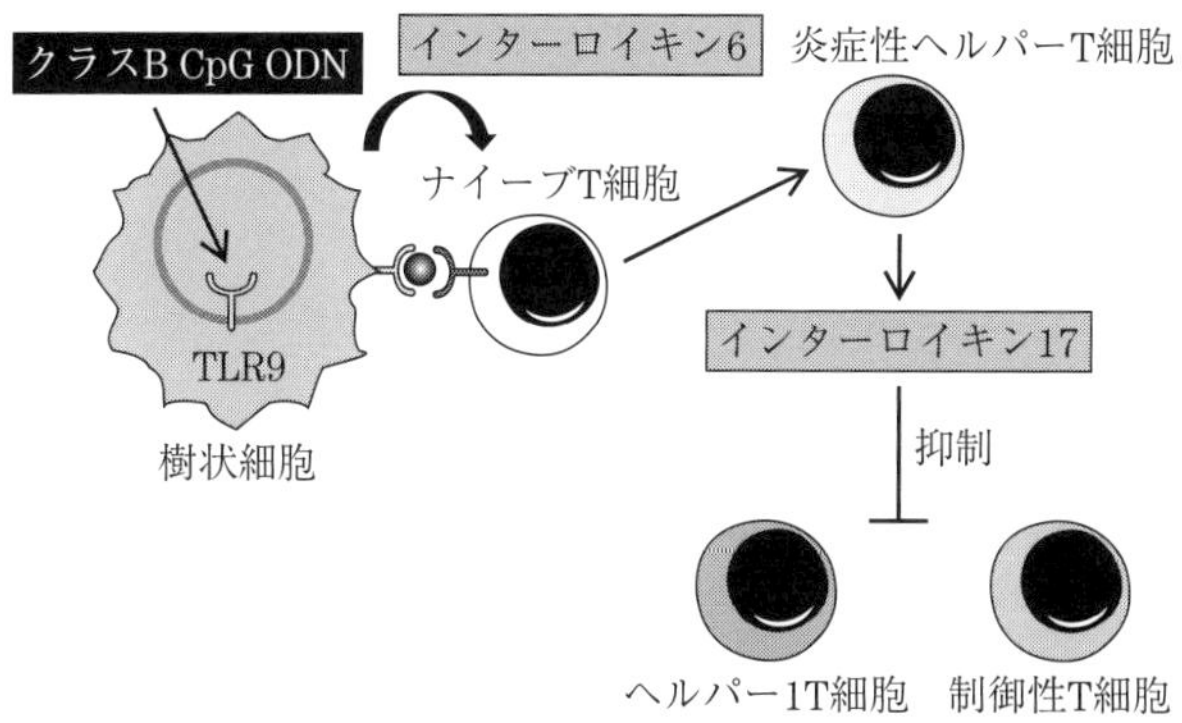

図19 インターロイキン6の作用

治療にプラスとして作用していると考えることができる。

クラスAのCpG ODNの作用

CpG ODNにはクラスBのCpG ODNと異なる作用をもつものも開発されている。クラスBと異なる作用をもつCpG ODNは**クラスA**（あるいはDタイプ）として分類されている（図20）。クラスAのCpG ODNを樹状細胞に取り込ませると、樹状細胞は大量の**I型インターフェロン**を分泌する（図21）。樹状細胞からのI型インターフェロンの分泌はクラスBのCpG ODNでは見られない現象だ。クラスAのCpG ODNを取り込んだ樹状細胞やB細胞は、インターロイキン12やインターロイキン6あるいは腫瘍壊死因子αも分泌するが、クラスBのCpG ODNを取り込ませたときに比べると分泌量は低い。このことは、CpG ODNで懸念される副反応を抑制できることにつながる。

クラスAのCpG ODNは、樹状細胞からI型インターフェロンを分泌させる。I型インターフェロンにはさまざまな作用があるが、アレルギー治療に関連する作用としては、インターロイキン10の誘導促進が挙げられる。また、クラスAのCpG ODNを投与したマウスでの前臨床試験やヒトでの臨床試験において、ヘルパー1T細胞がヘルパー2T細胞に対して優勢になることが報

CpG-A2216

5′-ggGGGA**CG**AT**CG**TCgggggg-3′ (20mer)

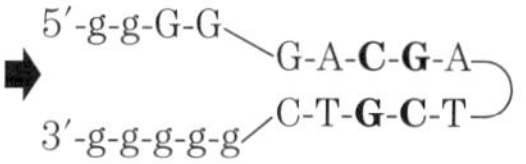

CpG-A2336

5′-gggGA**CG**A**CG**T**CG**TGgggggg-3′ (21mer)

CpG-D35

5′-ggTGCAT**CG**ATGCAGGGGgg-3′ (20mer)

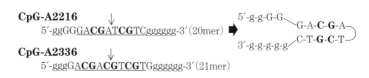

下線部分はパリンドローム配列。矢印を境に相補的な配列となっている。太字はCpG。アルファベットの小文字はホスホロチオエート、大文字はホスホジエステル。

図20　クラスAのCpG ODN

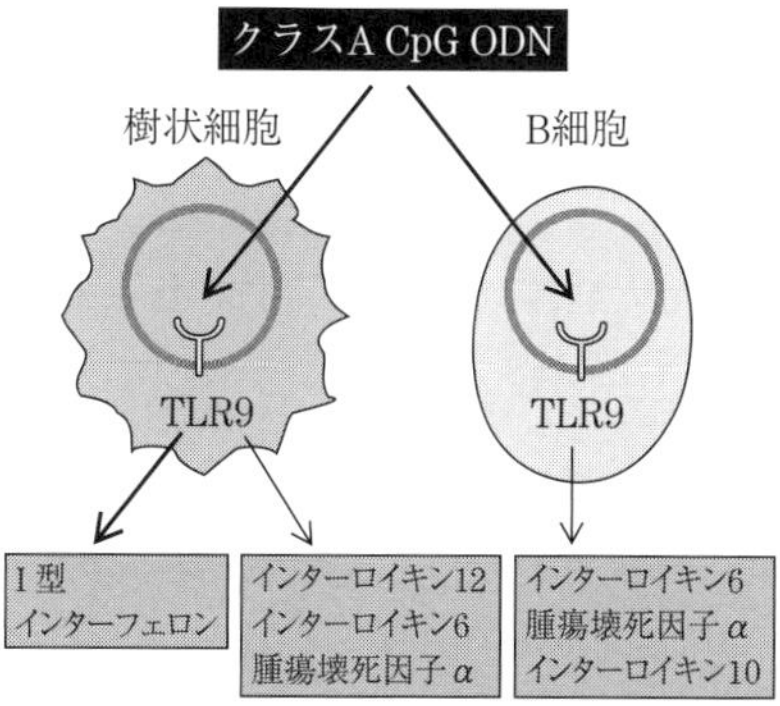

図21　クラスAのCpG ODNによる
I型インターフェロンの誘導

告されているので、Ｉ型インターフェロンは、ナイーブＴ細胞からヘルパー１Ｔ細胞への分化やヘルパー１Ｔ細胞の活性化にも関与していると考えられる。Ｉ型インターフェロンには**インターフェロンα**と**インターフェロンβ**がある。ヘルパー１Ｔ細胞から分泌されるインターフェロンγはⅡ型インターフェロンとして区別されている。前述したように、樹状細胞やＢ細胞のＴＬＲ９がクラスＢのＣｐＧ ＯＤＮを認識するとＮＦκＢなどの転写因子が活性化するが、樹状細胞のＴＬＲ９がクラスＡのＣｐＧ ＯＤＮを認識するとＩＲＦ７という転写因子が活性化され、この活性化したＩＲＦ７がＩ型インターフェロンの遺伝子を発現させるスイッチとなっている（図22）。

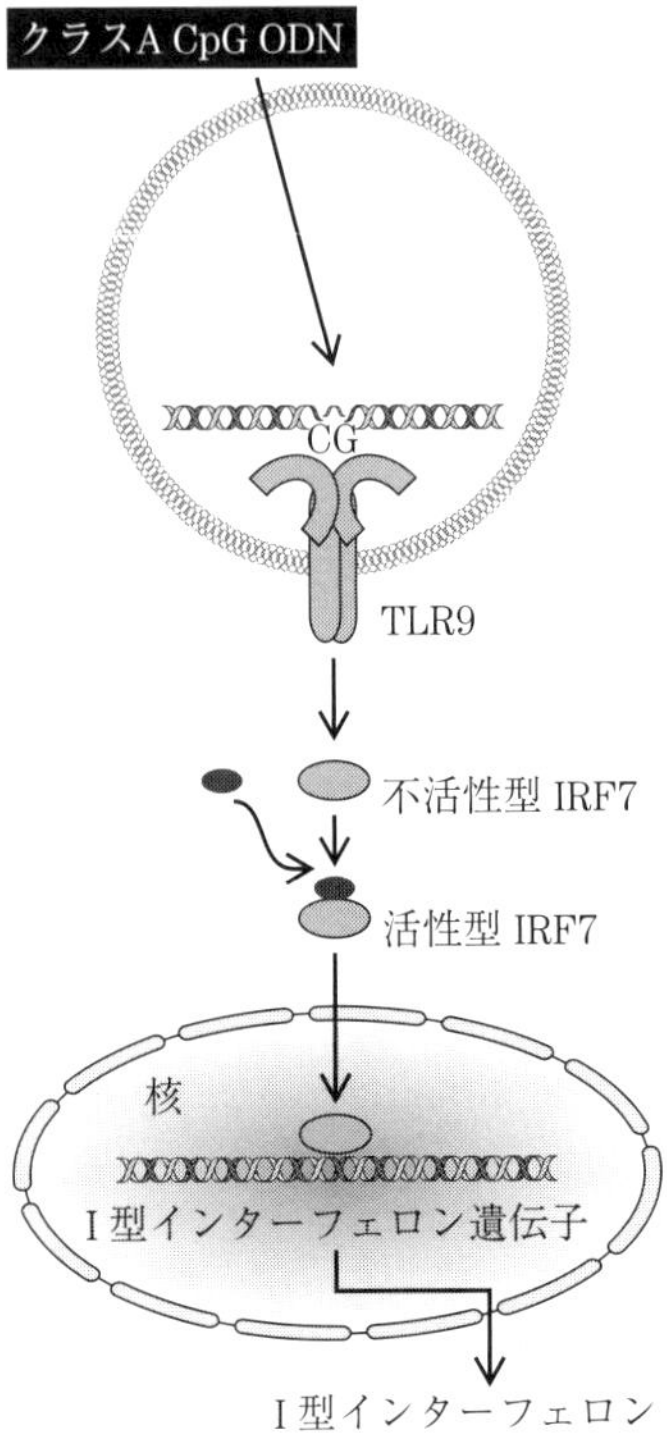

図 22　TLR9 によるクラス A の CpG ODN の認識とＩ型インターフェロンの分泌

クラスAのCpG ODNは複雑な構造を形成する

クラスAのCpG ODNもクラスBのCpG ODNと同様に一本鎖のODNである。まず目につくこれらのCpG ODNの違いは、クラスAのCpG ODNには両端にホスホロチオエート化されたグアニン（G）が並んでいることである（図20）。このグアニンの並びをポリグアニン（ポリG）と呼ぶ。両端のポリGで挟まれた部分（大文字で表記されている部分）は、ホスホロチオエート化されていないリン酸がホスホジエステル結合で連結している。すなわち、クラスAのCpG ODNは両端がホスホロチオエート、真ん中がホスホジエステルでできている。

さらに、このポリGで挟まれた真ん中の部分をよく見るとある特徴があることに気付く。例えば図20のCpG-A2216というCpG ODNは、下線部分の真ん中にある矢印で示したAとTを境として左右で相補的な配列をもっている。DNAが二本鎖を形成するときは、AはTと、CはGと水素結合を形成する。すなわち、AとT、CとGはそれぞれ相補的な関係にある。CpG-A2216を下線部分の真ん中にあるAとTの間で折り曲げてやると下線部が二本鎖を形成する（図20）。このような中央を境として左右で相補的な関係をもつ配列を**パリンドローム配列**という。ほかのクラスAのCpG ODNもすべてホスホジエステル結合で連結したパリンドローム配列をもっている。そして、CpGはこのパリンドローム配列の中にある。

　クラスAのCpG ODNは、図20のようにパリンドローム配列で部分的な二本鎖を形成し、その両端にポリGがある構造をしているかというと、話はそう単純ではない。もし、クラスAのCpG ODNが一分子しかなければ、確かにこのような構造をとりやすいだろう。しかし、ODNは核酸合成装置で合成するので、実際には何百万という分子が溶液中に存在する。そうすると分子間の関係が生まれる。例えば、CpG-A2216が二分子あったとする。そのうちの一分子をひっくり返してみる（図23）。ひっくり返すと下線のパリンドローム配列の部分がこれら二分子の間で相補的な配列となっていることがわかる。したがって、それぞれの分子のパリンドローム配列の部分が二本鎖を形成して二量体となり、一分子しかないときと異なった構造となる（図23）。

　話はさらに複雑になる。クラスAのCpG ODNの両末端にはポリG配列がある。ポリGは、同一平面内で環状相互作用により四重鎖を形成する性質がある（図24）。CpG-A2216の二分子がおたが

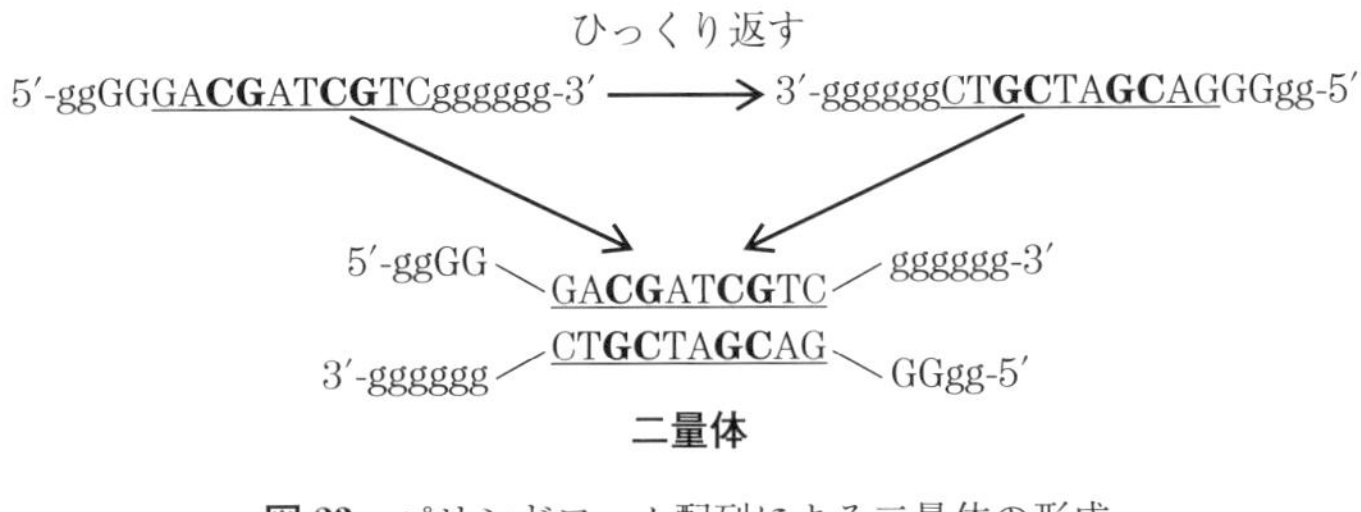

図23　パリンドローム配列による二量体の形成

いのパリンドローム配列で相補してできた二量体は、両末端にポリG配列が突出している。このCpG-A2216の二量体が二つあると、それぞれの両末端にあるポリGによって四重鎖が作られ四量体となる（図25）。こうしてできた四量体にも末端にポリGがあるので、四量体どうしや、四量体と二量体などが会合していく。

このようにクラスAのCpG ODNは自己会合により複雑な高次構造を形成し、ナノサイズの粒子となる。クラスAのCpG ODNがナノサイズの粒子になっていることは原子間力顕微鏡で観察された（写真1）。一方、クラスBのCpG ODNにはパリンドローム配列もポリGもないので（図17参照）、このような高次構造を作らない。クラスAのCpG ODNは樹状細胞からI型インターフェロンを分泌させる。一方、クラスBのCpG ODNは樹状細胞やB細胞からインターロイキン12やインターロイキン6、腫瘍壊死因子αを分泌させるが、I型インターフェロンを分泌させる作用はない。この作用の違いはCpG ODNが自己会合によって高次構造を形成し、ナノ粒子化するかどうかに依存すると考えられている。

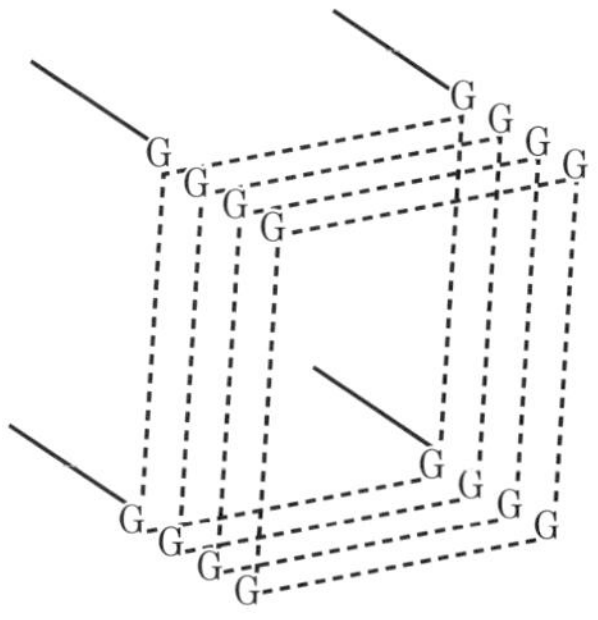

図24　ポリGによる四重鎖の形成

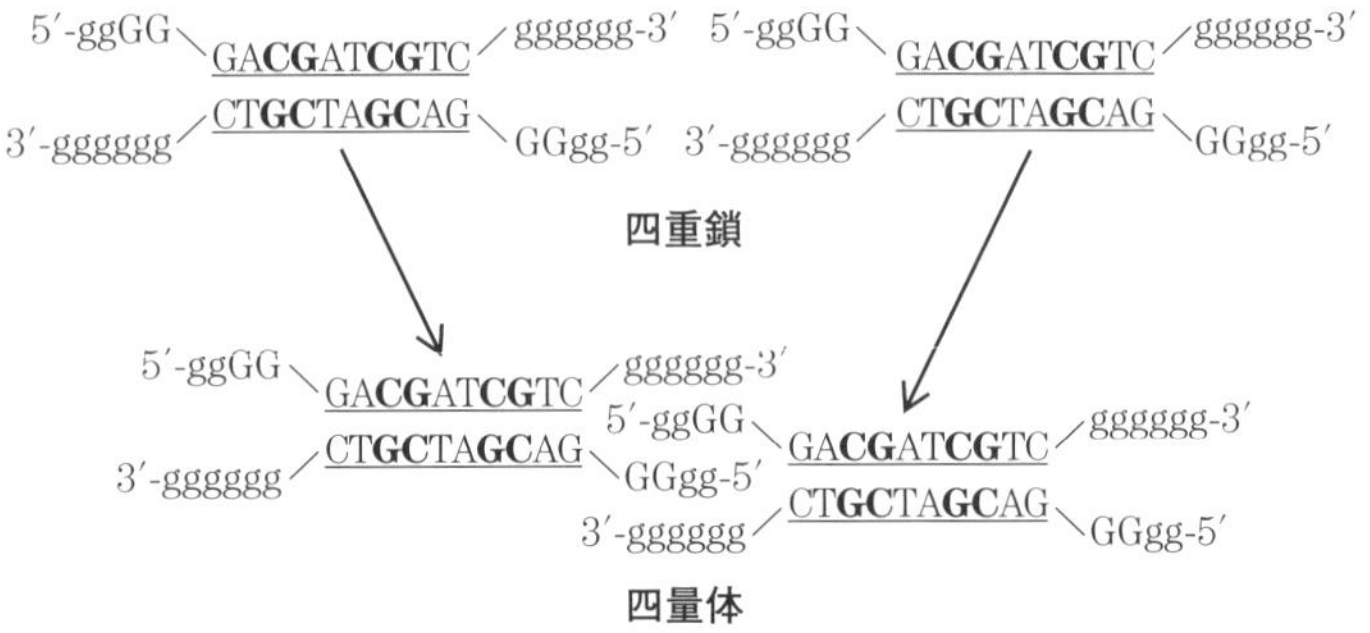

図 25　クラス A の CpG ODN 分子による四量体の形成

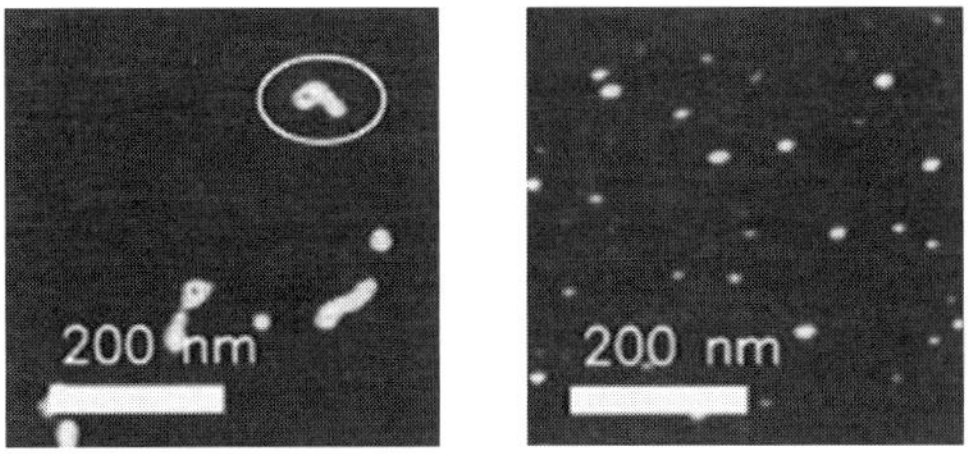

(a)　クラスA のCpG ODN　　(b)　クラスBの CpG ODN

(a)のクラス A の CpG ODN は、(b)のクラス B の CpG ODN よりもサイズが大きい。

写真 1　クラス A の CpG ODN のナノ粒子化
（Klein et al.: Ultramicroscopy, **110**, pp. 689–693（2010）より転載）

コラム4　原子間力顕微鏡

電子顕微鏡を使っても観察できないようなナノレベルの対象物は、原子間力顕微鏡によって観察することができる。原子間力顕微鏡では、数ナノメートルの変化を観察することができる。

電子顕微鏡が対象物に電子線を照射して観察するのに対し、原子間力顕微鏡は対象物を探針という先の尖《とが》った微小な針でなぞることによって対象物表面の凹凸を検出する。探針はカンチレバーと呼ばれる柔らかいレバーの先端についていて、探針が対象物表面をなぞると、表面の凹凸によりカンチレバーがたわむ。カンチレバーにレーザー光を照射すると、カンチレバーのたわみ具合によって反射するレーザーの方向が変わるので、その変化によりカンチレバーの上下運動の大きさとして対象物の表面形状を像とすることができる。実際には、カンチレバーに弱い力をかけて、この力が維持されるように対象物を置いたステージを上下に動かして像をつくる。

しかし、この方式であると横方向の力によってもカンチレバーがたわんでしまう。この問題は、タッピングモードという方式によって解決することができる。タッピングモードとは、カンチレバーを強制振動させ、探針が対象物に接触するとカンチレバーの振動数や振幅が変わるので、その変化から試料表面の凹凸を知る方式である。

ホスホジエステル結合のみでできたCpG ODN

クラスBのCpG ODNは、DNAを分解する酵素に対する耐性能を付加するため、すべてのデオキシリボヌクレオチドがホスホロチオエート化されている。クラスAのCpG ODNは両末端のポリGがホスホロチオエート化され、さらに高次構造によってナノ粒子化しているためDNA分解酵素に耐性になっている。ホスホロチオエート化されたデオキシリボヌクレオチドは生物が本来もっているデオキシリボヌクレオチドとは違うものである。生物が本来もっていないホスホロチオエート化されたデオキシリボヌクレオチドは安全なのだろうか。

ホスホロチオエート化されたODNは、いろいろなタンパク質を非特異的に吸着することがわかっている。細胞に取り込まれる前にホスホロチオエート化されたODNがタンパク質を吸着してしまうと、それを細胞に持ち込んでしまうことになる。また、細胞に取り込まれた後も、細胞内のタンパク質を吸着してしまう可能性もある。外から持ち込まれるタンパク質や、細胞内で吸着したタンパク質によって、細胞の中の秩序が乱され、それが副作用の原因となることも否定できない。そこで、ホスホロチオエート化されていない生物が本来もっているホスホジエステルの天然型CpG ODNが開発された。

DNAを分解する酵素には、エンド型とエキソ型の二種類がある。エキソ型は、DNAを末端から分解する。それならば、末端をなくしてやれば、少なくともエキソ型による分解は防げるはずだ。このような発想をもとにして、ホスホジエステルのみからなるダンベル型CpG ODNが開発された。これは、中央部分が相補的な塩基からなる二本鎖構造を形成し、その左右がヘアピンループ状になっている（図26）。このヘアピンループ状の部分にCpG配列を含んでいる。ダンベル型CpG ODNはクラスBに似た作用をもち、アレルギー発症者のIgEを減少させる効果がある。

DNAの相補性を利用して自己会合でナノ粒子化してDNA分解酵素に強くすることも一つのアイデアだ。四本のホスホジエステルのCpG ODNを使って四面体構造の辺を作り、それぞれの辺の頂点からCpGを突出させると、クラスBのCpG ODNと類似の性質をもったDNA分解酵素に耐性のCpG ODNとなる（図27）。

三本のCpG ODNの相補性を工夫してやるとY字構造ができる。四本のCpG ODNからはXのような形をしたテトラポッド

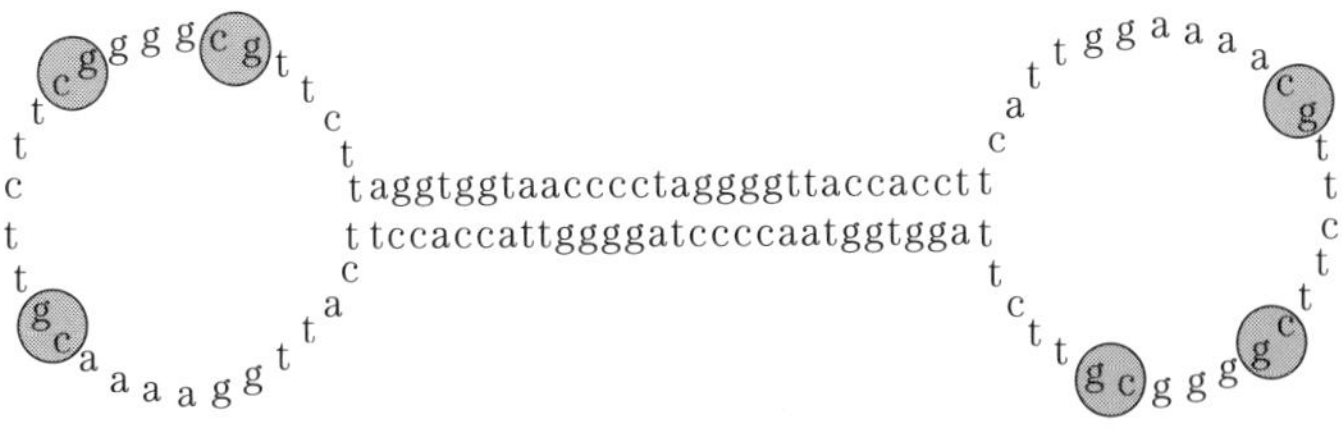

図26　ダンベル型構造をもつCpG DNA
（Schmidt et al.: Allergy, **61**, pp. 56–63（2006）より転載）

構造が、五本のCpG ODNからはペンタポッド、六本および八本のCpG ODNからはそれぞれヘキサポッド構造とオクタポッド構造ができる（図28）。このようなポリポッド構造をもったホスホジエステルのナノ化CpG ODNもクラスBに似た作用をもち、構造が複雑になるほどサイトカインの誘導量も高くなる。

ホスホロチオエート化していないクラスBのCpG ODNは分解されてしまうため、インターロイキン12やインターロイキン6などのサイトカインを誘導することができない。しかし、自己会合によってCpG ODNをナノ化するとホスホロチオエート化しなくてもDNA分解酵素に耐性になりクラスBと同様のサイトカインを分泌させるようになる。クラスAのCpG ODNはパリンドローム配列とポリGによって自己会合し、複雑な高次構造をもつナノ粒子となる。このCpG ODNのナノ粒子化によってI型インターフェロンを誘導させることができると考えられる。一方CpG ODNの四面体構造やポリポッド構造はナノ粒子化しているにもかかわらずI型インターフェロンを誘導させるという報告はない。クラスAのCpG ODNが自己会合してできたナノ粒子化CpG ODNは長さが二〇～四〇ナノメートル、幅が五～一〇ナノメートルで、高さが一～二ナノメートルの平べったい棒状をしていて、棒が折れ曲がったような構造のものもある（写真1）。一方、ポリポッド構造のCpG ODNはいずれも直径が一〇ナノメートル以下である。クラスAのCpG ODNのサイズは原子間力顕微鏡で測定したものであり、ポリポッド構造のサイズ

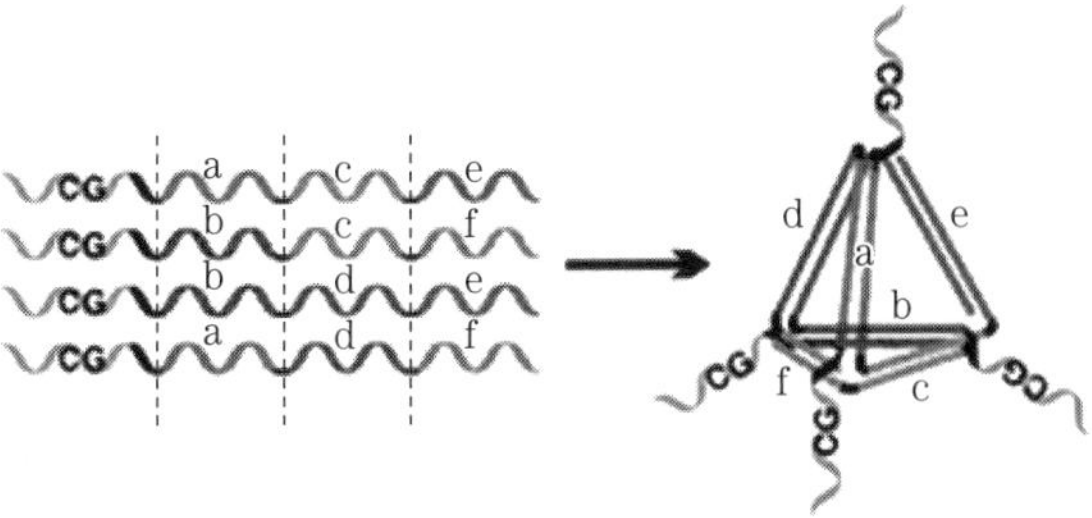

図 27　CpG ODN の自己会合による四面体構造
（Li et al.: ACS Nano, **5**, pp. 8783–8789（2011）
より転載）

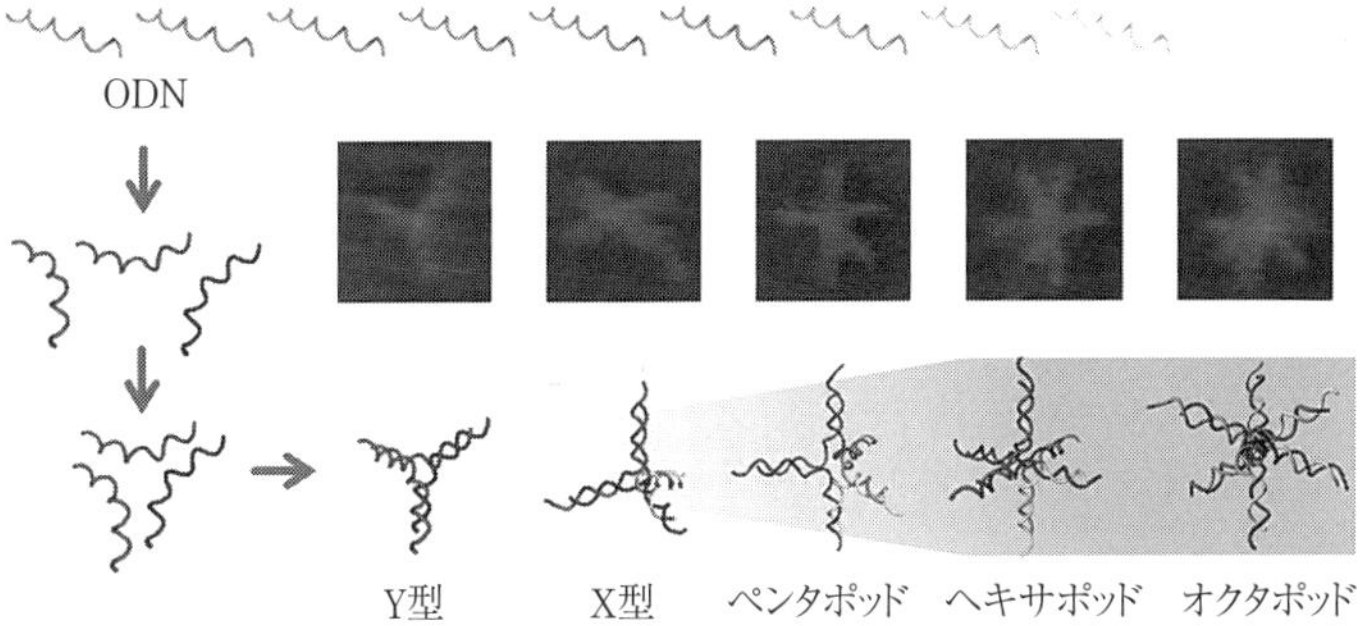

図 28　CpG ODN の自己会合による多量体化（写真は原子間力顕微鏡による観察）
（Mohri et al.: ACS Nano, **6**, pp. 5931–5940（2012）より転載）

は動的光散乱装置であるので単純に比較はできないが、ナノ粒子化したCpG ODNのサイズがI型インターフェロンの誘導に関係しているのかもしれない。

クラスAとクラスBのCpG ODNの細胞内の局在

パリンドローム配列とポリGによって複雑な高次構造を形成してナノ粒子化しているクラスAのCpG ODNは樹状細胞からおもにI型インターフェロンを誘導し、高次構造を形成しないクラスBのCpG ODNはインターロイキン12やインターロイキン6あるいは腫瘍壊死因子αを誘導する。CpG ODNのクラスの違いで誘導されるサイトカインが異なるのはなにに起因しているのだろうか。

樹状細胞のTLR9はエンドリソソームにある。このエンドリソソームはさらに二つのエンドリソソームに分けられる。この二つのエンドリソソームは、エンドリソソームの膜に存在するタンパク質が異なっている。一つのエンドリソソームは膜にトランスフェリン受容体をもっているがLAMP-1というタンパク質をもっていない。もう一方のエンドリソソームはトランスフェリン受容体をもっていないがLAMP-1をもっている。前者は初期エンドリソソーム、後者は後期エンドリソソームと呼ばれている。

クラスAのCpG ODNは初期エンドリソソームに取り込まれると，そこから動かず，初期エンドリソソームのTLR9によって認識される（図29(a)）。一方，クラスBのCpG ODNは，最初に初期エンドリソソームに取り込まれるが，すぐさま後期エンドリソソームに移動して，そこでTLR9に認識される（図(b)）。すなわち，CpG ODNが初期エンドリソソームのTLR9で認識されるとI型インターフェロンが誘導され，後期エンドリソソームのTLR9で認識されるとインターロイキン12やインターロイキン6，腫瘍壊死因子αが誘導されるのである。クラスAとクラスBのCpG ODNでは異なるエンドリソソームに局在するため，それが誘導するサイトカインの違いとなって現れる。なぜ，クラスAのCpG ODNは初期エンドリソソームに留まり，クラスBのCpG ODNが初期エン

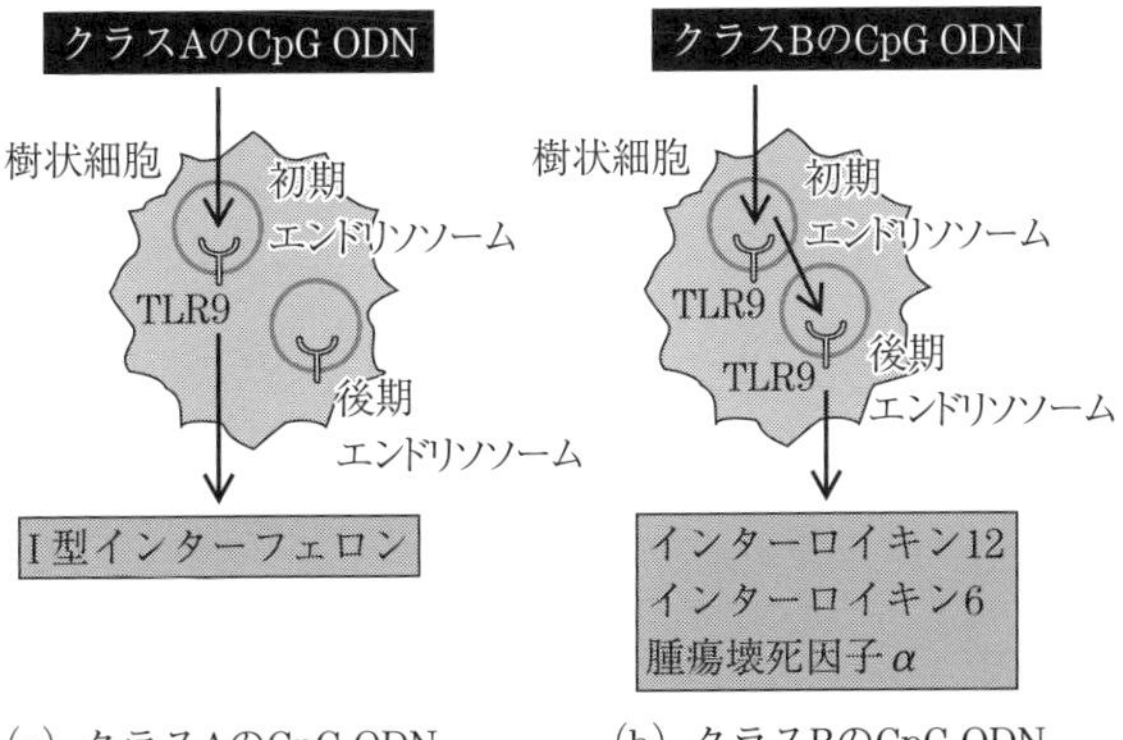

(a) クラスAのCpG ODN　　(b) クラスBのCpG ODN

図29　クラスAとクラスBのCpG ODNの細胞内での局在の違い

ドリソームから後期エンドリソソームに移動するのかはわかっていないが、ＣｐＧ ＯＤＮのサイズがどちらのエンドリソソームに局在するのかを決定する重要な因子である可能性が高いと考えられている。

4　CpG ODNのナノ粒子化による作用変換

クラスBのCpG ODNのペプチドによるナノ粒子化

クラスAのCpG ODNは、パリンドローム配列と両端のポリG配列により自己会合で高次構造を形成する。すなわち、分子がたくさん集まって大きくなりナノ粒子化している。自己会合しないクラスBのCpG ODNはインターロイキン12やインターロイキン6、腫瘍壊死因子αなどの炎症性サイトカインを分泌させるのに対して、ナノ粒子化しているクラスAのCpG ODNはI型インターフェロンを分泌させる。

では、クラスBのCpG ODNをナノ粒子化したらどうなるだろう。クラスBのCpG ODNの3′末端にポリGをつけてやると四量体を作るようになる。しかし、クラスBのCpG ODNにはパリンドローム配列がないので、それ以上の高次構造を作ることはできない。このポリGをつけて作ったクラスBのCpG ODNの四量体は、B細胞からインターロイキン6や腫瘍壊死因子αを分泌させたが、樹状細胞からI型インターフェロンは分泌させることはできなかった。

CpG ODNが四分子からなる四量体では粒子と呼ぶには小さすぎる。もっと分子が集まったクラスBのCpG ODNの塊はできないものだろうか。タンパク質の中にはプラスの電荷をもつものがある。DNAの構成成分であるデオキシリボヌクレオチドはリン酸基の酸素のひとつがマイナスの電荷をもっている。したがって、マイナスに帯電しているDNAは、プラスの電荷をもつ物質に静電相互作用によって結合する。ヒトは、細菌に感染した部位の細胞が**LL-37**というアミノ酸三七個からなるペプチドを分泌し、このペプチドが細菌の細胞膜を破壊することによって、細菌を撃退する**自然免疫**のシステムをもっている。LL-37は抗菌作用をもつので抗菌ペプチドと呼ばれている。この抗菌ペプチドであるLL-37は、プラスの電荷をもつアミノ酸が多いので、分子全体としてプラスに帯電している（図30）。さらに、ペプチドは直線状ではなく、アミノ酸配列に依存した立体構造をもっている。LL-37とクラスBのCpG ODNを水中で混合すると、プラスに帯電しているLL-37とマイナスに帯電しているCpG ODNが静電相互作用によって引き寄せられ結合する。LL-37と結合したCpG ODNにさらにLL-37が結合し、このLL-37にさらにCpG ODNが結合するということが繰り返されると、LL-37とCpG ODNからできたナノ粒子

抗菌ペプチドLL-37

LLGDFF**RK**S**K**E**K**IG**K**EF**KR**IVQ**R**I**K**DFL**R**NLVP**R**TES

太字下線のＲとＫはそれぞれアルギニンおよびリシンを表しプラスの電荷をもっている。薄字のＤとＥはそれぞれアスパラギン酸とグルタミン酸を表しマイナスの電荷をもっている。全体ではプラスに荷電しているアミノ酸の方が多い。

図 30　抗菌ペプチド LL-37 のアミノ酸配列

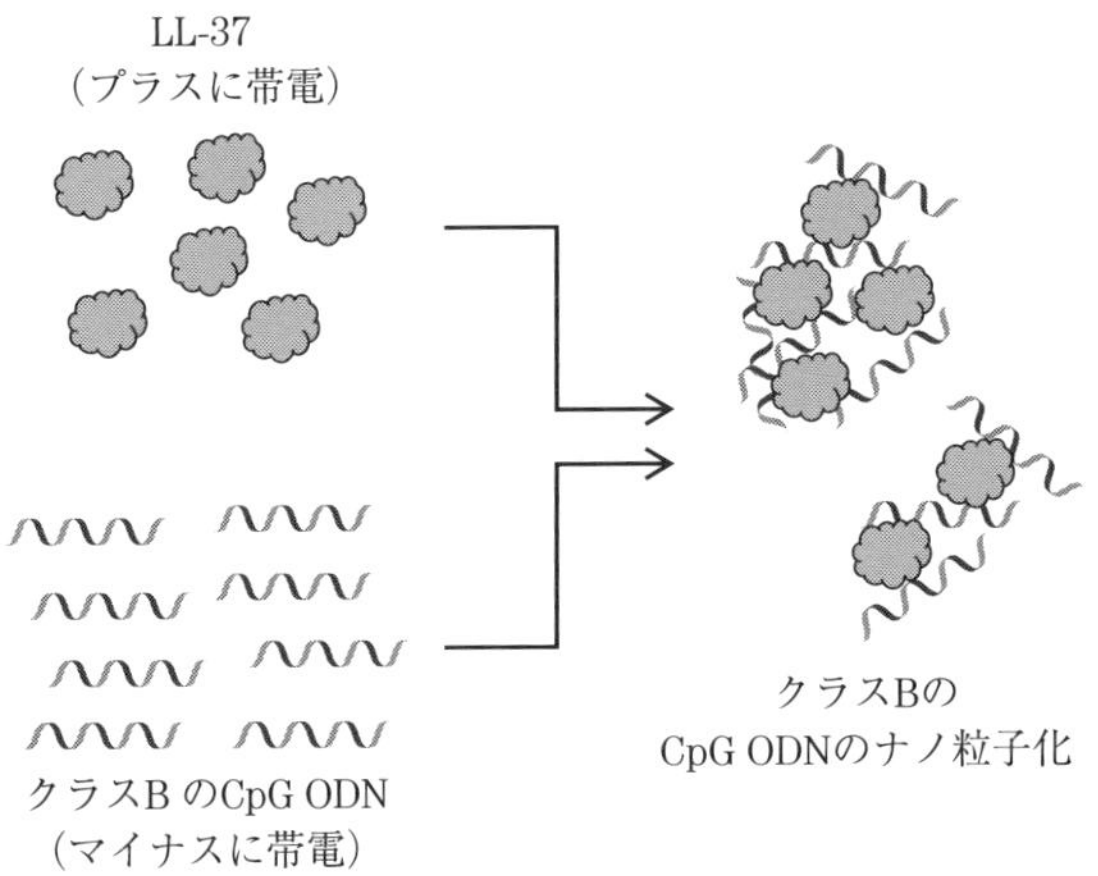

図 31　LL-37 による CpG ODN のナノ粒子化

となる（図31）。このようにしてできたクラスBのCpG ODNとLL-37からなるナノ粒子を樹状細胞に与えると、クラスBのCpG ODNは、本来ならI型インターフェロンを誘導しないのに、このナノ粒子はI型インターフェロンを誘導するようになる。これは、クラスBのCpG ODNもナノ粒子化すれば、クラスAのCpG ODNと同様の作用を発揮するようになるということを示している。クラスAのCpG ODNは、自己会合によってナノ粒子化する。自己会合しないクラスBのCpG ODNでも、LL-37というペプチドの力を借りてナノ粒子化してやれば自己会合と同じ作用をもつようになるのだ。

シリコンのナノ粒子

抗菌ペプチドであるLL-37は、われわれ自身の細胞が作る生体成分である。LL-37のような生体成分ではなく、人工的なナノマテリアルにクラスBのCpG ODNを結合させてもクラスAのようにI型インターフェロンを誘導できるだろうか。筆者らは、**シリコンナノ粒子**を使ってそのことを調べてみた（76ページ写真2の文献参照）。シリコンのナノ粒子を選んだのは、生体に対して安全であると思われるからだ。シリコンは体内に入れても安全であることが確認されている。しかし、シリコンもナノサイズまで小さくすると、本当に安全なのかどうかはわかっていない。大きなサイズでは安全な物質でも、ナノサイズにまで小さくすると物質の物理化学的性質が変化するからだ。しかし、筆者らが使ったシリコンナノ粒子は、細胞に与えても細胞が死んだり、細胞の生理的な性質が大きく変化するなどの現象は見られなかった。シリコンナノ粒子を選んだのにはもう一つ大きな理由があるが、それは後述する。

トルエンに塩化ケイ素（$SiCl_2$）溶液を入れ、さらに第四級アンモニウム塩であるテトラオクチルアンモニウムブロミド（ＴＯＡＢ）を少量加えて超音波でよく分散させるとシリコン（Si）のナノ粒子ができる（図32）。ＴＯＡＢは相間移動触媒として、シリコンを水相からトル

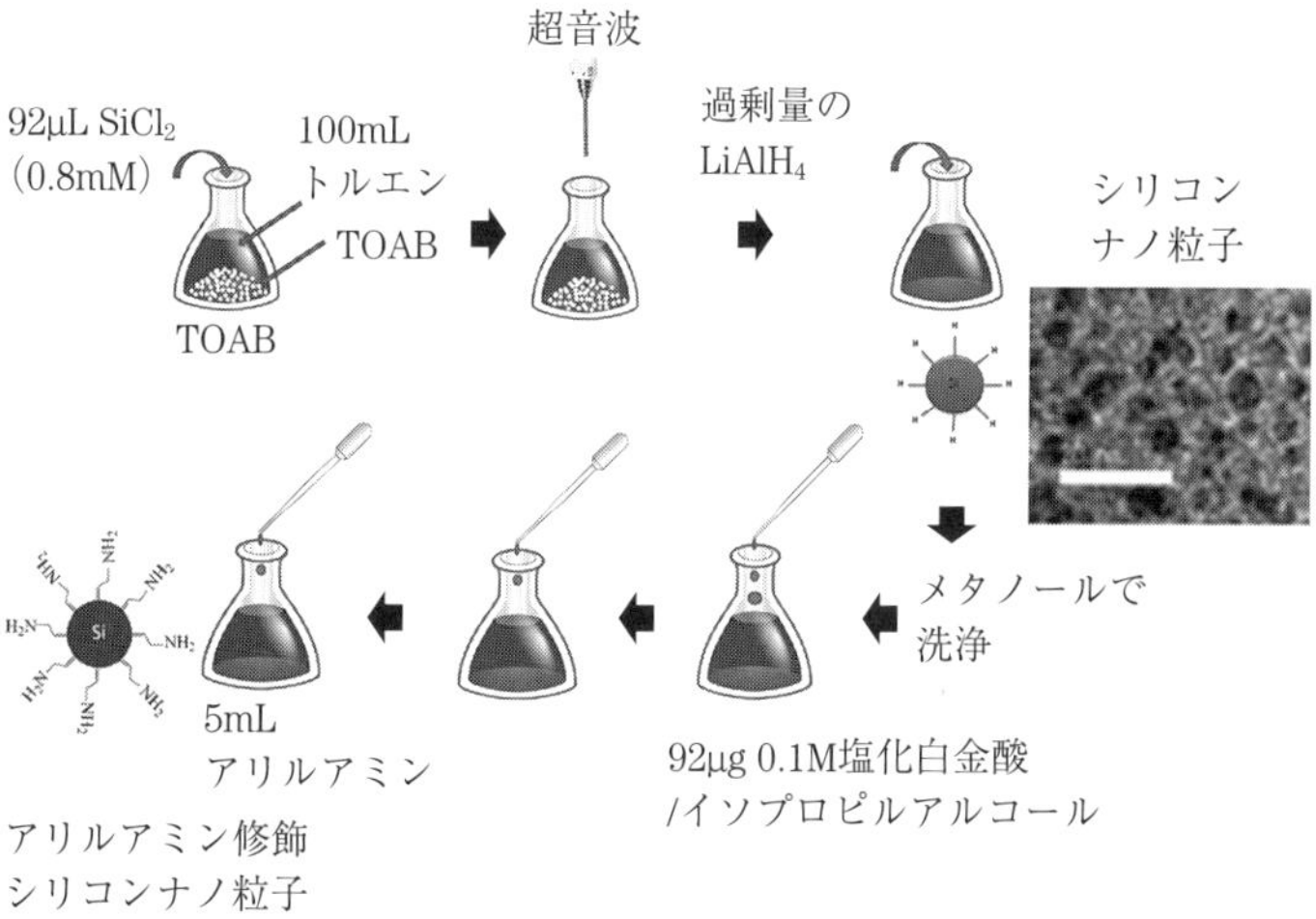

写真はシリコンナノ粒子（黒く粒状に見える）の電子顕微鏡写真。白いバーは 10nm。

図 32　シリコンナノ粒子の製造とアリルアミンによる表面修飾

エン相に移動させるための試薬である。トルエン相でできたシリコンナノ粒子の表面は酸化されている。トルエン相のシリコンナノ粒子に、強力な還元剤である水素化アルミニウムリチウム（$LiAlH_4$）を過剰に入れると、表面の酸素を除去することができる。このようにしてできたシリコンナノ粒子は、疎水的な性質をもつため水には分散しない。CpG ODNと複合化して細胞に与えるためには水に分散させなければならない。シリコンナノ粒子の表面をアリルアミンというアミノ基をもつ化合物で修飾してやると、表面が親水性になり水に分散するようになる。アリルアミンはカビを殺菌する作用があり、水虫の薬として使われている化合物である。アリルアミンでシリコンナノ粒子の表面を修飾するもう一つの理由は、アミノ基はプラスの電荷をもつのでナノ粒子表面をプラスに帯電させることができるためだ。マイナス電荷をもつCpG ODNは、アリルアミンで修飾して表面がプラスに帯電しているシリコンナノ粒子と静電相互作用により容易に結合することができる。アリルアミンで表面を修飾したシリコンナノ粒子の表面電位を測定してみるとプラス一八ミリボルトであった。これならCpG ODNを表面に結合させることができる。

蛍光を発するシリコンナノ粒子

筆者らが合成したシリコンナノ粒子の直径は、約三・四ナノメートルであった。シリコンはサイ

ズをどんどん小さくしていき、一〇ナノメートル以下になると**量子ドット**の性質をもつようにな

コラム5　粒子の表面電位

マイナス電荷をもつＤＮＡは、プラス電荷をもつ粒子に静電相互作用で結合させることができる。粒子の表面電位は直接測定することが困難なため、粒子表面の電荷状態を知る指標としてゼータ電位が用いられる。

粒子がイオン溶液中にあるとき、粒子表面がプラスに帯電しているとマイナスイオンが引き寄せられる。引き寄せられるイオンの濃度は、粒子近傍では高く、粒子からの距離が遠いほど低くなる。粒子はブラウン運動をしているので、粒子近傍に引き寄せられているイオンは粒子とともに移動し、粒子から遠いイオンは粒子とともに移動しない。このイオンの移動の境界面をすべり面といい、このすべり面の電位をゼータ電位と呼ぶ。

ゼータ電位は溶液のｐＨによって大きな影響を受け、プラスのゼータ電位をもつ粒子は酸性溶液中ではプラス電荷がさらに大きくなり、溶液のｐＨを高くしていくと〇になるｐＨ値がある。このｐＨ値は等電点と呼ばれる。

ゼータ電位がプラスあるいはマイナスの大きい値を示す粒子は、粒子同士が反発し粒子どうしが分散する。一般に、ゼータ電位がプラス三〇ミリボルトあるいはマイナス三〇ミリボルトを超えると粒子は安定に分散するといわれている。

る。量子ドットの性質というのは、粒子に光を照射すると、その粒子が蛍光を発するようになる性質のことをいう。発する蛍光の波長は粒子のサイズに依存する。直径三・四ナノメートルのシリコンナノ粒子は紫外線を照射すると青色の蛍光を発する（図33）。シリコンナノ粒子を選んだもう一つの理由は、この量子ドットの性質を利用したかったからだ。この量子ドットの性質を利用すれば、シリコンナノ粒子が細胞に取り込まれているかどうか、取り込まれていたら細胞内のどこにあるのかなどがわかる。すなわち、シリコンナノ粒子の細胞内での挙動がわかるのだ。

例えば、このシリコンナノ粒子を細胞の培養液に与えて、蛍光顕微鏡で細胞を観察したとする。蛍光顕微鏡では、観察したい対象物に任意の波長の光を照射し、その対象物が発する蛍光を像として観察することができる。蛍光顕微鏡で細胞に紫外線を当てたとき、細胞から青色の蛍光が出ていればシリコンナノ粒子は細胞に取り込まれていることがわかる。

さらに、細胞内のさまざまなオルガネラにも蛍光色素を結合させ

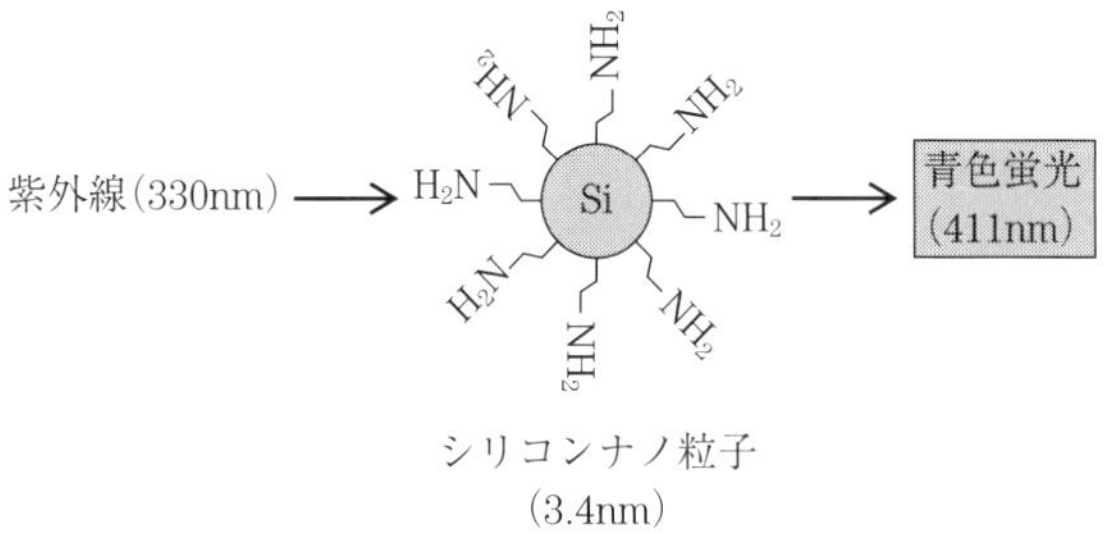

図33　シリコンナノ粒子による発光

ることができる。CpG ODNを認識するTLR9はエンドリソソームにある。エンドリソソームに赤色の蛍光を発する色素を結合させてやると，細胞内のエンドリソソームは赤色に染まったように見える。シリコンナノ粒子を細胞に与えてシリコンナノ粒子が発する青色の蛍光とエンドリソ

コラム6　量子ドット

直径が二～一〇ナノメートルの半導体は量子ドットと呼ばれ，一〇ナノメートル以上の半導体とは異なる性質を示す。半導体ではバンドギャップという電子が存在できないエネルギー準位がある。量子ドットにエネルギーを与えると，電子がバンドギャップを飛び越えて高いエネルギー準位に移ることができる。この電子がバンドギャップを超えて元のエネルギー準位に戻るとき，その移動で失うエネルギーに相当する波長をもつ蛍光が放射される。サイズが大きい半導体はエネルギー準位が連続であるのに対し，サイズが小さくなるとエネルギー準位が連続でなくなり不連続な量子となることから量子ドットと呼ばれる。

量子ドットでは放射される蛍光の波長がサイズに依存する。これはバンドギャップが量子ドットのサイズに依存するからである。サイズが小さい量子ドットはバンドギャップが広がり青色のような短い波長の蛍光を発し，サイズが大きくなるにつれて緑色から赤色へ波長が長い蛍光を発するようになる。金属にはバンドギャップが存在しないため，電子は自由に動き回ることができ，導電体の性質をもつ。

ソームが発する赤色の蛍光を観察すると、青色と赤色の蛍光が同じところから発せられていた（写真2）。これは、シリコンナノ粒子がエンドリソソームにあることを意味している。すなわち、細胞に取り込まれたシリコンナノ粒子はエンドリソソームにあるので、シリコンナノ粒子はＣｐＧ ＯＤＮをＴＬＲ９に運ぶキャリア（運び屋）として用いることができるのだ。

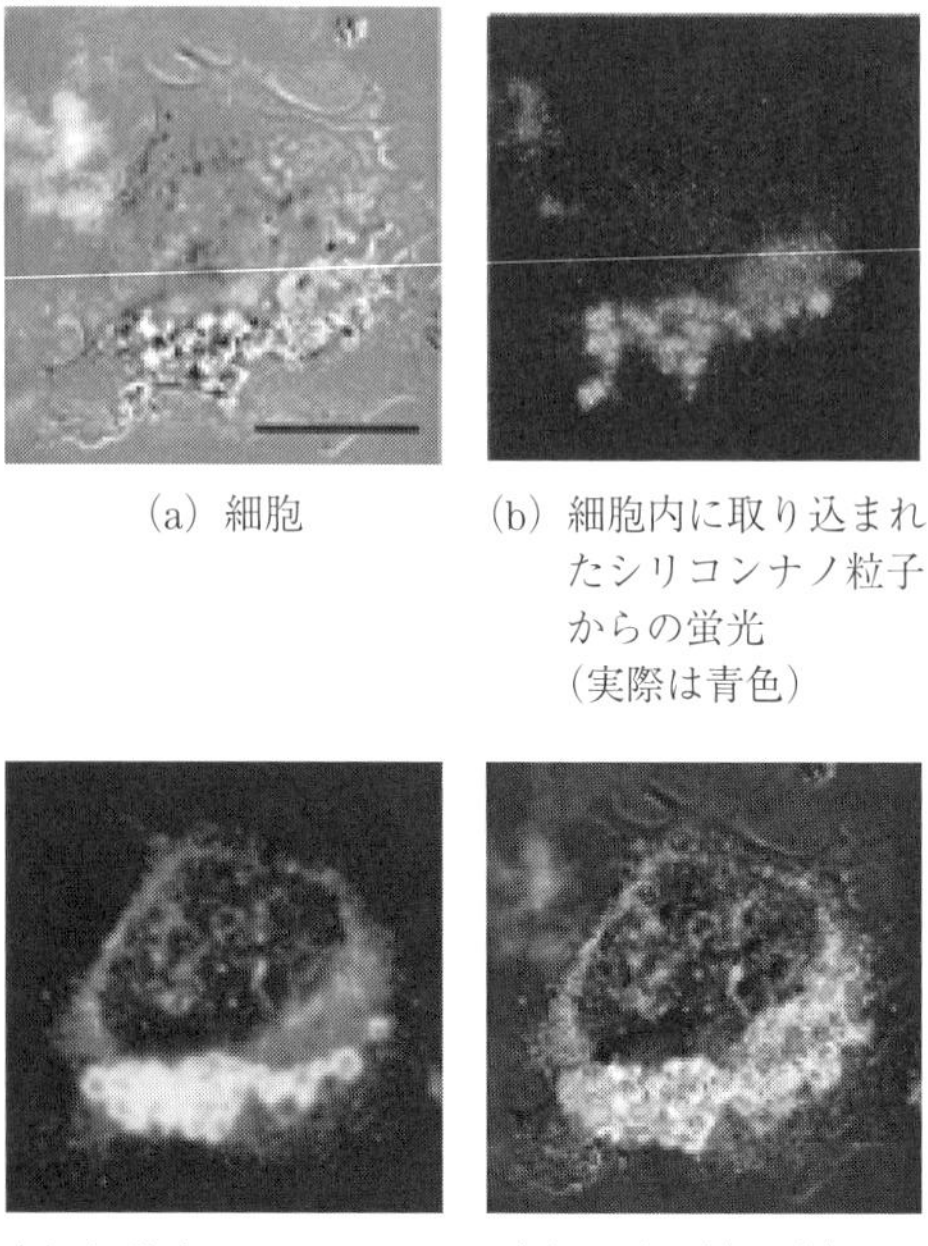

（a） 細胞

（b） 細胞内に取り込まれたシリコンナノ粒子からの蛍光（実際は青色）

（c） 細胞内のエンドリソソームからの蛍光（実際は赤色）

（d） 写真（a）～（c）の重合せ

シリコンナノ粒子はエンドリソソームに局在する。

写真 2 シリコンナノ粒子の細胞内での局在
（Chinnathambi et al.: Scientific Reports, **2**, 534（2012）より転載）

CpG ODNはシリコンナノ粒子に結合したままTLR9に認識される

アリルアミンで表面修飾したシリコンナノ粒子を用いると、CpG ODNをTLR9のあるエンドリソソームに運べることがわかったので、さっそく、このシリコンナノ粒子にクラスBのCpG ODNを混合して静電相互作用によって結合するかどうかを調べてみた。

フルオレセインイソチオシアネート（FITC）という蛍光色素は、青色光を照射すると緑色の蛍光を発する。3′末端にFITCを結合させたCpG ODNを、アリルアミンで表面修飾したシリコンナノ粒子と混合して紫外線を照射すると、シリコンナノ粒子から青色の蛍光が発せられ、青色光を照射するとFITCから緑色の蛍光が発せられる。青色の蛍光と緑色の蛍光が別々の場所から出ていればシリコンナノ粒子とFITCは別々の場所にあり、同じ所から出ていれば同じ場所にあることがわかる。蛍光顕微鏡で青色と緑色の蛍光色素の出所を観察してみると、これらの蛍光は同じ場所から出ていた（写真3）。FITCはCpG ODNに結合しているので、CpG ODNはシリコンナノ粒子の表面にあるということだ。CpG ODNがシリコンナノ粒子表面にあることを確認するため、さらに透過電子顕微鏡で観察してみると、黒く見えるシリコンナノ粒子の表面にCpG ODNの分子が約一ナノメートルの白い相として見える（図34）。これらの観察により、CpG

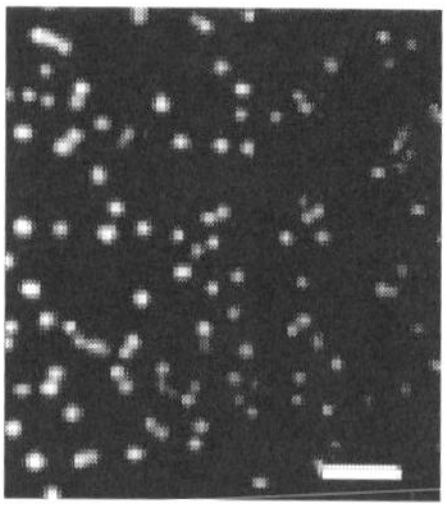

(a) シリコンナノ粒子からの蛍光(実際は青色)

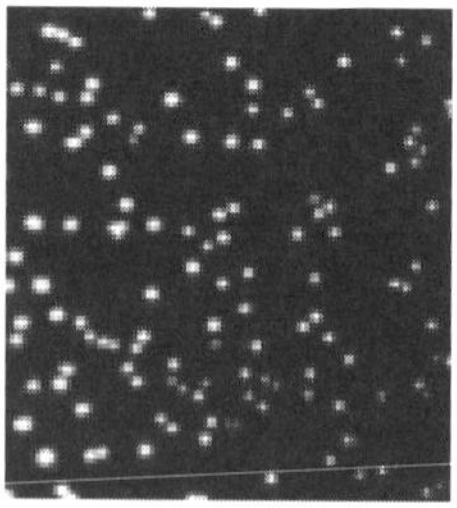

(b) FITCからの蛍光(実際は緑色)

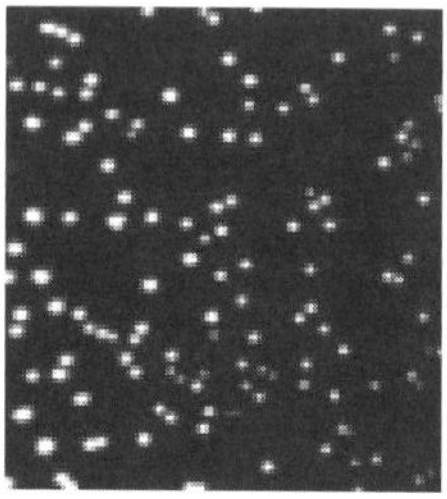

(c) 写真(a)、(b)の重合せ

写真3　CpG ODNのシリコンナノ粒子表面への結合 (Chinnathambi et al.: Scientific Reports, **2**, 534 (2012) より転載)

透過電子顕微鏡像

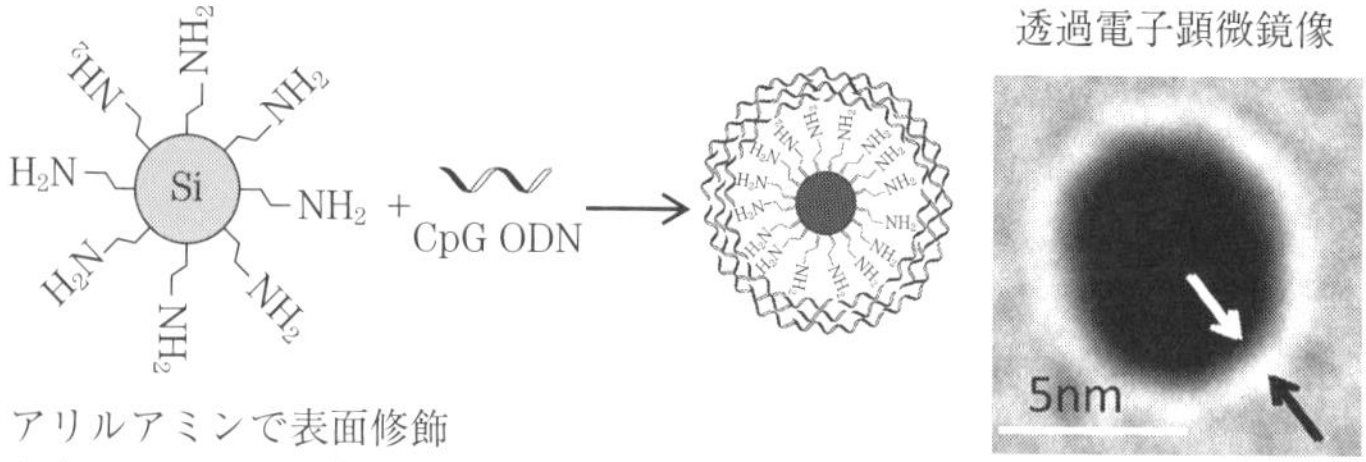

アリルアミンで表面修飾したシリコンナノ粒子

電子顕微鏡写真では、シリコンナノ粒子の表面に結合しているCpG ODNが白い層となって見えている。

図34　シリコンナノ粒子表面に結合したCpG ODN (Chinnathambi et al.: Scientific Reports **2**, 534 (2012) より転載)

ODNは確かにアリルアミンで表面修飾したシリコンナノ粒子の表面に結合していることがわかった。写真では、CpG ODNが結合した一つのシリコンナノ粒子しか写っていないが、水中では、CpG ODNが結合したシリコンナノ粒子は一つひとつが独立に存在するのではなく、LL-37でナノ粒子化したCpG ODNのように、多くの粒子が集まって集塊を形成している。したがって、シリコンナノ粒子の一つひとつのサイズは三・四ナノメートルでも、水中ではCpG ODNを表面に結合したシリコンナノ粒子が多数集まり、実際には五〇〜八〇ナノメートルの塊となっている。

このようなシリコンナノ粒子の表面に静電相互作用で結合させたクラスBのCpG ODNを樹状細胞に与えると、樹状細胞はI型インターフェロンを分泌するようになった。すなわち、生体分子であるLL-37のようなカチオン性のペプチドでなく、シリコンナノ粒子のような人工的な硬いナノマテリアルの表面にクラスBのCpG ODNを結合させても、クラスAの性質に変換することができるのである。

シリコンナノ粒子の表面に、FITCを3′末端につけたクラスBのCpG ODNを静電相互作用で結合させて樹状細胞に取り込ませ、紫外光と青色光を照射すると、シリコンナノ粒子とFITCからそれぞれ青色および緑色の蛍光が発せられる。これらの蛍光を蛍光顕微鏡で観察すると、青色および緑色の蛍光が細胞内の同じ場所から出ていた（写真4）。これは、細胞内でもシリコンナノ粒子とCpG ODNが同じ場所にあること、つまり、細胞内でもクラスBのCpG ODNはシリコンナノ粒子の表面に結合したままであることを意味している。もし、クラスBのCpG ODNが細胞内でシリコンナノ粒子から遊離すると、シリコンナノ粒子から発せられる青色の蛍光とCpG ODNに結合させたFITCから発せられる緑色の蛍光は、別々の場所で観察されるだろう。青色および緑色の蛍光が細胞内の同じ場所から出ていたということは、樹状細胞のTLR9は、シリコンナノ粒子から遊離したCpG ODN分子ではなく、シリコンナノ粒子表面に結合したままのCpG ODNを認識していることになる（図35）。

クラスAのCpG ODNは自己会合してナノ粒子化している。すなわち、CpG ODNの分子が集まって多分子化している。プラスに帯電しているカチオン性ペプチドのLL-37でナノ粒子化したクラスBのCpG ODNも、CpG ODN分子がLL-37分子とともに多分子化している。ア

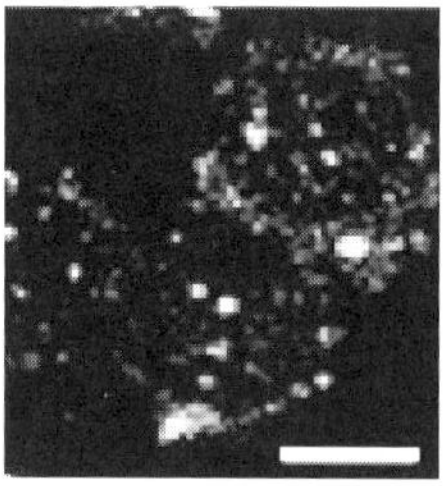

(a) 細胞内のシリコンナノ粒子からの蛍光（実際は青色）

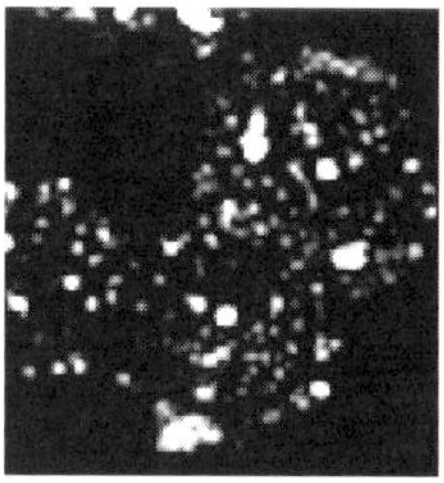

(b) 細胞内のCpG ODNからの蛍光（実際は緑色）

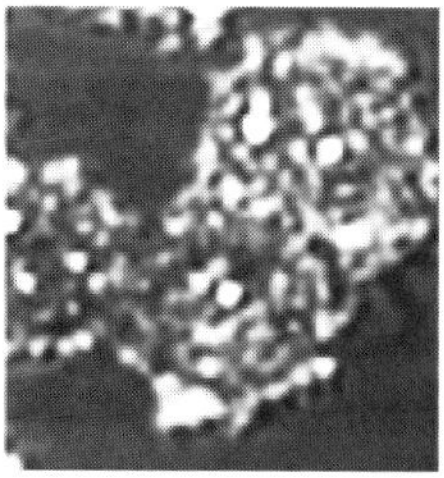

(c) 写真(a)、(b)の重ね合わせ

写真4 細胞内でのシリコンナノ粒子とCpG ODNの局在（Chinnathambi et al.: Scientific Reports, **2**, 534 (2012) より転載）

リルアミンで表面修飾したシリコンナノ粒子の表面にも多くのクラスBのCpG ODN分子が結合し多分子化している。すなわち、TLR9はCpG ODN分子を単分子として認識するとインターロイキン12やインターロイキン6、腫瘍壊死因子αなどのサイトカインを誘導し、CpG ODNを多分子として認識するとI型インターフェロンを誘導すると考えられる。B細胞はI型インターフェロンを誘導する経路をもっていないので、B細胞のTLR9が多分子のCpG ODNを認識してもI型インターフェロンは誘導されない。

クラスBの性質を残すための結合方法

クラスBのCpG ODNはナノ粒子化すると、I型インターフェロンを誘導するクラスAの作用に

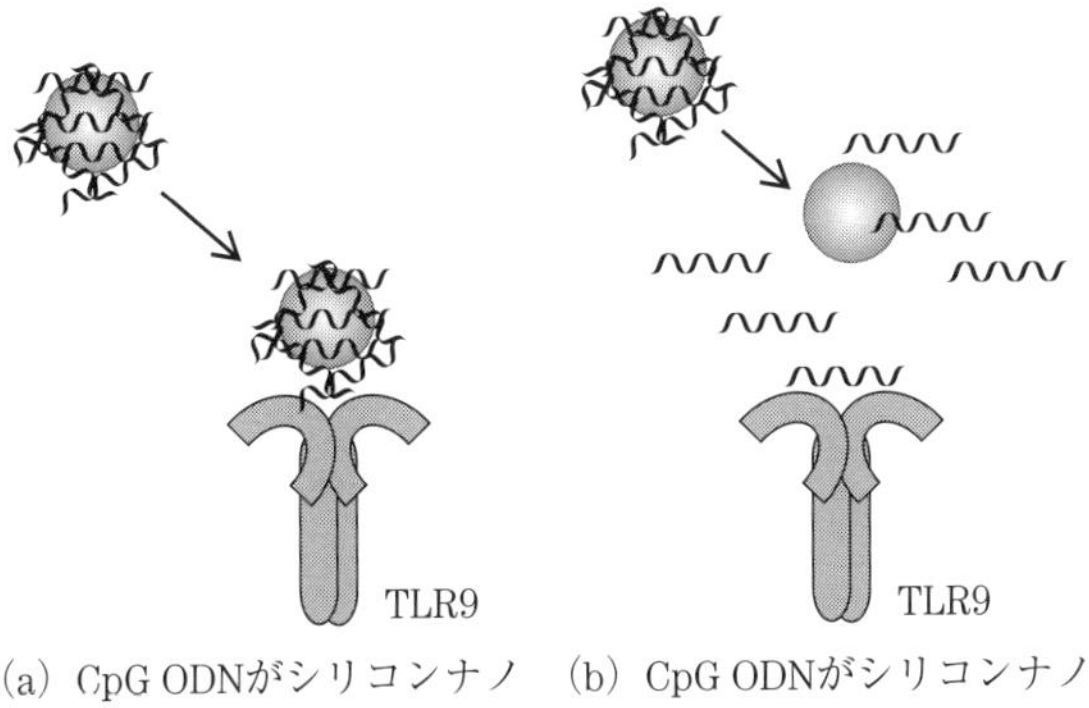

(a) CpG ODNがシリコンナノ粒子に結合したままTLR9に認識される場合　(b) CpG ODNがシリコンナノ粒子から遊離してTLR9に認識される場合

図35　TLR9はシリコンナノ粒子表面から遊離したCpG ODNではなく、シリコンナノ粒子表面に結合したCpG ODNを認識している

変化する。このことは同時に、クラスBの作用を残したままナノ粒子化できないことも意味している。ナノ粒子化は、クラスBのCpG ODNを多分子化してしまうからだ。では、クラスBのCpG ODNの作用を残したままのナノ粒子化は本当にできないのだろうか。

DNAのマイナス電荷は、デオキシリボヌクレオチドのリン酸基の酸素原子（O^-）がマイナス電荷をもつことに由来する（図15参照）。DNAをホスホロチオエート化しても酸素原子を置換した硫黄原子（S^-）がマイナス電荷をもっている（図16参照）。二四個のデオキシリボヌクレオチドからなるCpG ODN分子は、それぞれのデオキシリボヌクレオチドのリン酸基がマイナスの電荷をもっている。このCpG ODN分子をアリルアミンで修飾したシリコンナノ粒子に結合させると、このCpG ODN分子中の二四個のデオキシリボヌクレオチドのいずれもがシリコンナノ粒子表面のプラスの電荷をもつアミノ基に結合する。その上に別のCpG ODN分子が重なり、この分子のデオキシリボヌクレオチドのマイナス電荷をもつリン酸基のいずれかが、シリコンナノ粒子表面の空いているアミノ基と結合する。このようにしてCpG ODN分子が結合していくと、CpG ODN分子はシリコンナノ粒子表面でランダムに重なって存在する。シリコンナノ粒子表面にこのように結合したCpG ODNがTLR9に出会うと、TLR9はシリコンナノ粒子表面にランダムに重なって結合している多くのCpG ODN分子を同時に認識することになる（図35）。TLR9が多分子化したCpG ODNを認識するとI型インターフェロンを誘導するのであれば、ナノ粒子表面に結合したCpG ODN分子をTLR9に多分子としてではなく、単分子として認識させればクラスBの作用を残すことができると考えられる。

では、どうやってナノ粒子上のCpG ODN分子を単分子として認識させるか。この問題を考えていたとき、研究室の外国人ポストドクターの一人が、長細いナノマテリアルのことを「ウィスカー」と呼んでいるのを耳にした。「ウィスカー」とは「髭状に成長した結晶」という意味である。髭は皮膚から一本一本が独立して生えている。皮膚を粒子表面とし、髭をCpG ODN分子とすると、CpG ODN分子を粒子表面から一分子ずつ生やせば、それぞれのCpG ODN分子は重ならず単分子として存在する。つまり、ナノ粒子表面からCpG ODN分子を髭のように生やしてやればよいのではないだろうか。

マレイミド基はチオール基と結合する。この結合を利用して、タンパク質にDNAを結合させるキットが市販されている。これは、タンパク質のアミノ基にマレイミド基を導入し、末端にチオール基をもつDNAと結合させるキットである。アリルアミンで修飾したシリコンナノ粒子表面にはアミノ基がある。このアミノ基を利用してマレイミドを導入し、3′末端にチオール基を付けたクラスBのCpG ODNと反応させると、シリコンナノ粒子の表面にマレイミド基とチオール基の結合を介してCpG ODNの3′末端のみを結合することができる（図36）。CpG ODNの5′末端はシリコンナノ粒子には結合していないので、CpG ODNがシリコンナノ粒子の表面から「髭」

が生えたようになっているはずだ。実際にはCpG ODN分子が髭のように立っているのではなく、髪の毛のように寝ているので、筆者らは、この結合のことを「髪の毛状結合」と呼ぶことにした。

クラスBのCpG ODNを「髪の毛状結合」で表面に生やしたシリコンナノ粒子をB細胞に与えると、遊離のクラスBのCpG ODN分子よりも大量のインターロイキン6や腫瘍壊死因子αを誘導するようになった。ヒトの血液から単離したB細胞や樹状細胞はインターロイキン12の生産量が分析の検出限界以下なので、クラスBのCpG ODNの性能は一般にインターロイキン6か腫瘍壊死因子αの生産量で判断されている。一方、シリコンナノ粒子の表面に「髪の毛状」に結合

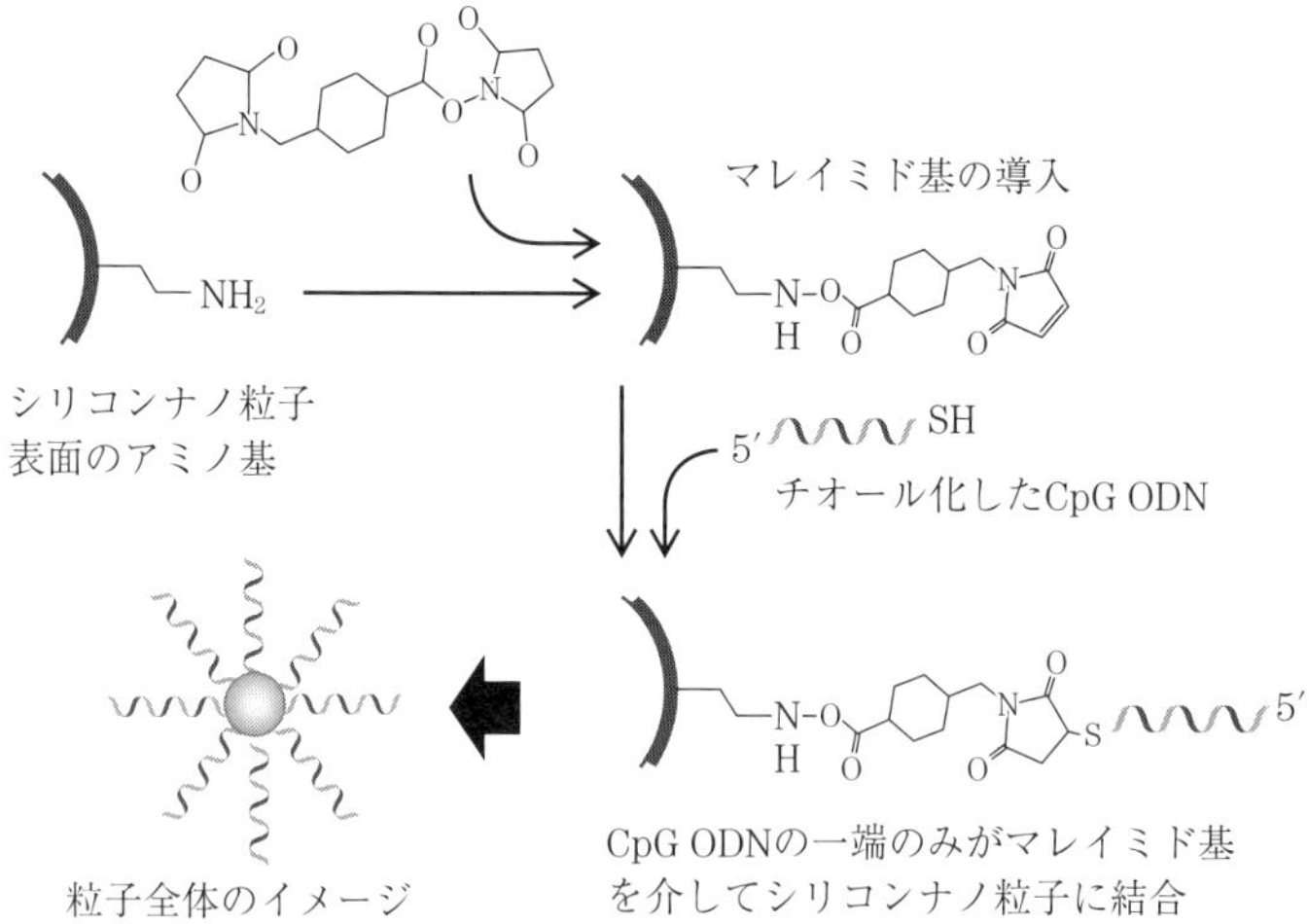

図 36　シリコンナノ粒子表面への CpG ODN の 3′ 末端の結合
(5′ 末端は結合していない)

したクラスBのCpG ODNを樹状細胞に与えてもI型インターフェロンの誘導は起こらない。このように，「髪の毛状」にクラスBのCpG ODNを結合させることによって，クラスBの性質を残したままCpG ODNをナノ粒子化することができる。

クラスBのCpG ODNの金ナノ粒子への結合

金は生体に対する毒性が低いため**金ナノ粒子**は薬剤の送達研究によく使われている。四塩化金（$HAuCl_4$）溶液に少量のクエン酸ナトリウムを添加して加熱すると，クエン酸イオンがAu^{3+}をAu原子に還元して金ナノ粒子を形成することができる。金ナノ粒子は硫黄との親和性が高いので，末端にチオール基をもつクラスBのCpG ODNを「髪の毛状」に結合させることができる（図37）。この金ナノ粒子に「髪の毛状」に結合したクラスBのCpG ODNもI型インターフェロンの誘導能はなく，クラスBの性質をそのまま残している。金ナノ粒子へのCpG ODNの「髪の毛状」の結合

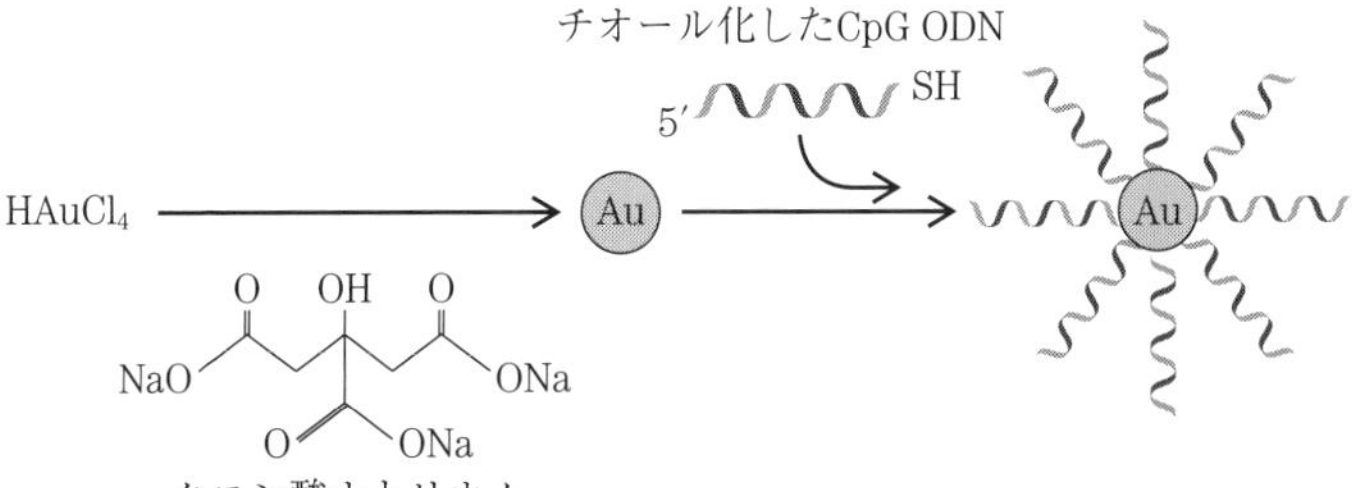

図37　金ナノ粒子表面への CpG ODN の髪の毛状の結合

では、スペーサー配列を挿入するとインターロイキン6や腫瘍壊死因子α誘導能が高くなることが報告されている。スペーサー配列とは、CpG ODNの3′末端をそのまま金ナノ量子表面に結合させるのではなく、ポリAなどの配列をCpG ODNの3′末端に付加することである。金ナノ粒子にCpG ODN分子をそのまま「髪の毛状」に結合させると、金ナノ粒子表面近傍のCpG配列はTLR9に認識されにくい。スペーサー配列を付加して、CpG ODNに含まれるCpG配列の粒子表面からの距離を離してやると、CpG配列はTLR9に認識されやすくなる。

クラスBのCpG ODNのカーボンナノチューブへの吸着

鉛筆の芯はグラファイトという炭素の塊と粘土を混合して作られる。グラファイトは、炭素原子が六角形に配置されたシートがファンデルワールス力によって多数重なってできている。グラファイトを構成しているシートはグラフェンと呼ばれ、一枚のグラフェンシートを円筒状にしたものは**単層カーボンナノチューブ**と呼ばれる。単層カーボンナノチューブは直径が約一ナノメートルであり、長さは一〇〇ナノメートルから長いものでは数十ミクロンメートルのものまである。カーボンナノチューブは疎水的な性質のため水に分散しないが、筆者らが、単層カーボンナノチューブをCpG ODN溶液に入れてみるとよく分散し、CpG ODNを吸着することがわかった。CpG O

DNのようなDNAがカーボンナノチューブに吸着することをナノカーボン科学が専門の九州大学大学院工学研究院教授の中嶋直敏教授（写真5）にお話しすると、中島教授は二〇〇三年にすでにそのことを見つけていて、原子間力顕微鏡ではDNAがカーボンナノチューブに巻きついているように見えることを教えていただいた（図38）。筆者らは有機化合物分子の芳香環の間のπ－π相互作用によってDNAがカーボンナノチューブに吸着すると考えていたが、最近、それでは説明できない現象に遭遇したため、この吸着機構に関してはよくわかっていない。吸着機構はよくわからないが、クラスBのCpG ODNが単層カーボンナノチューブに巻きつくように吸着しているのであれば、I型インターフェロンを誘導できるはずだ。

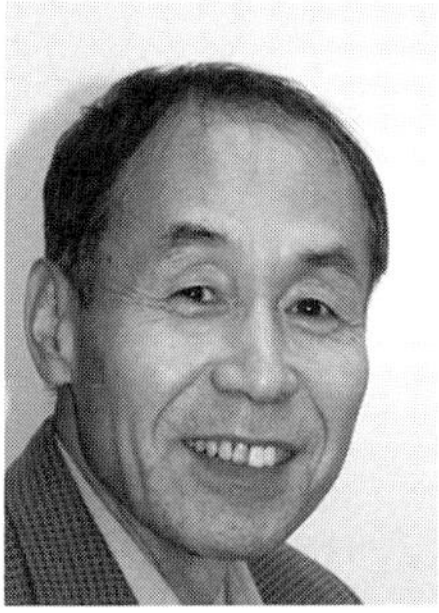

写真5　中嶋直敏教授

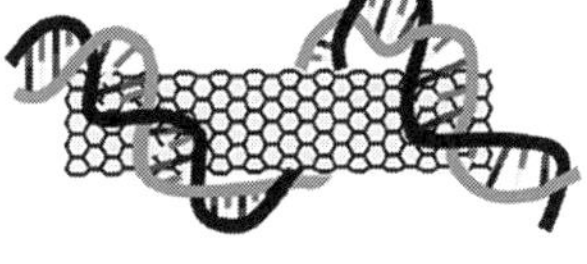

図38　カーボンナノチューブへのDNAの結合
（中嶋直敏、藤ヶ谷剛彦：ドージンニュース、147（2013）から転載）

さっそく、クラスBのCpG ODNを吸着させたカーボンナノチューブをマウスの**マクロファージ**に与えてみた。ヒトではTLR9はB細胞と樹状細胞にしかないが、マウスではTLR9はマクロファージという細胞にもある。マクロファージは樹状細胞と同じくウイルスや細菌を取り込んで分解し、抗原を提示する細胞である。樹状細胞がウイルスや細菌を取り込んだ後、リンパ節に行って T細胞に抗原提示するのに対し、マクロファージはウイルスや細菌を取り込んだ後も、その場所を動かない。ヒトのB細胞や樹状細胞はクラスBのCpG ODNを取り込んでも検出できる量のインターロイキン12を誘導しないが、マウスのマクロファージのTLR9がクラスBのCpG ODNを認識するとインターロイキン12を検出できるぐらい大量に生産してくれる。さらに、マウスのマクロファージのTLR9がクラスAのCpG ODNを認識すると、大量のI型インターフェロンを誘導する。単層カーボンナノチューブに吸着させたクラスBのCpG ODNは、分子全体でカーボンナノチューブに吸着し、各分子が独立した髪の毛状の結合ではないので、I型インターフェロンを誘導すると思われた。しかし、マクロファージに、単層カーボンナノチューブに吸着させたクラスBのCpG ODNを与えてみると、I型インターフェロンは誘導されなかった。また、インターロイキン12も誘導されていなかった。クラスBのCpG ODNが吸着したカーボンナノチューブは、細胞内のカーボンナノチューブが光学顕微鏡でも見えるほど取り込まれていた。にもかかわらず、I型インターフェロンもインターロイキン12も誘導しない。カチオン性のペプチドやアリルアミンで表面修飾したシリコンナノ粒子によるクラスBのCpG ODNはI型インターフェロンを誘導するのに、カーボンナノチューブに吸着したクラスBのCpG ODNはI型インターフェロンもインターロイキン12も誘導しない。クラスBのCpG ODNのナノ粒子化によるI型インターフェロンの誘導は、ナノ粒子を使ってCpG ODNを多分子すればよいという単純なものではないらしい。CpG ODNがどのようなメカニズムでナノ粒子に結合し多分子化しているかということも、I型インターフェロンの誘導になんらかの影響を与えていると考えられる。

クラスBのCpG ODNのカーボンナノチューブへの「髪の毛状」の結合

カーボンナノチューブをリン脂質とポリエチレングリコール（PEG）が結合した溶液に分散させると、リン脂質の脂肪酸領域がカーボンナノチューブに結合する。PEGにピリジルジスルフィド基を導入すると、ピリジルジスルフィド基は還元剤によって還元されてチオール基とすることができる。アメリカ・カリフォルニア州にあるシティ・オブ・ホープ医学研究所のベーナム・バディ博士らの研究チームはクラスBのCpG ODNの一端にチオール基を導入し、二〇〇～四〇〇ナノメートルの長さの単層カーボンナノチューブ上のチオール基をもつPEGにCpG ODNをジスルフィド結合させて「髪の毛状」の結合を作った（図39）。カーボンナノチューブ上に「髪の毛状」に結合したクラスBのCpG ODNをマウスのマクロファージに与えると、インターロイキン12や腫瘍壊死因子αを誘導した。その誘導量は、クラスBのCpG ODNを単独で与えたときよりも顕著に高かった。これらのサイトカインの誘導は、クラスBのCpG ODNが本来もっている性質だ。すなわち、シリコンナノ粒子や金ナノ粒子のような球状のナノマテリアルでも、カーボンナノチューブのようなチューブ状のナノマテリアルでもクラスBのCpG ODNを「髪の毛状」に結合させると、本来のクラスBの性質を残したまま一度に多くのCpG ODNの分子をTLR9に届けることができるのである。

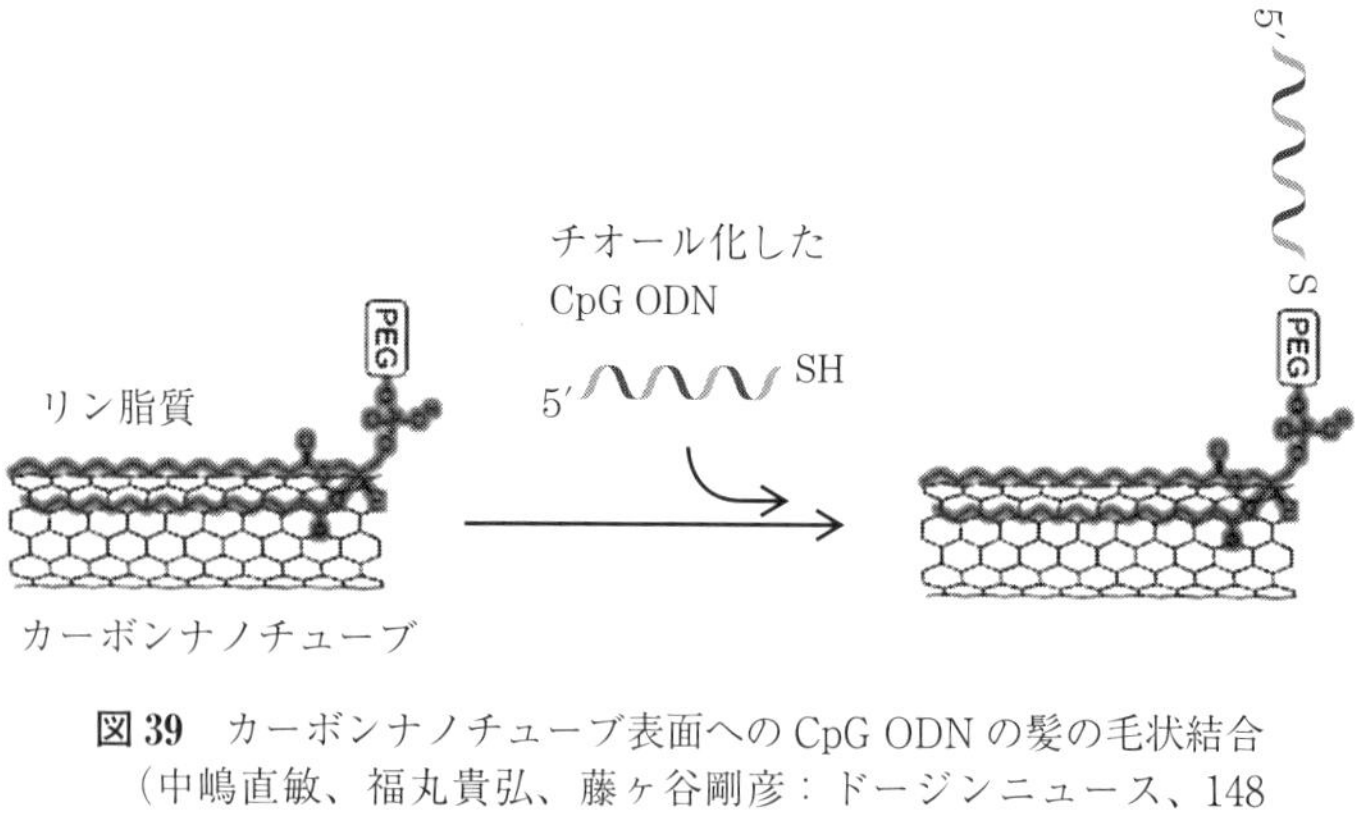

図39　カーボンナノチューブ表面へのCpG ODNの髪の毛状結合（中嶋直敏、福丸貴弘、藤ヶ谷剛彦：ドージンニュース、148 (2013) から転載）

5　ナノ粒子化したCpG ODNの前臨床試験

ナノ粒子化のメリット

CpG ODNのようなDNAを薬として利用するときの最も大きな問題は、DNA分解酵素による分解だ。CpG ODNのデオキシリボヌクレオチドをホスホロチオエート化することによってDNA分解酵素に対する耐性能を向上させることができる。耐性になるといっても、前述したように分解までの時間が数十分延びるにすぎない。CpG ODNをナノカプセルの中に封入してしまえば、CpG ODNと分解酵素との接触を妨げるので、分解酵素による攻撃を避けることができる。アリルアミンで表面を修飾したシリコンナノ粒子に静電相互作用でCpG ODNを結合させると、CpG ODN分子は粒子の表面に露出している。しかし、このようにCpG ODNをナノ粒子の表面に静電力で結合させただけでも、CpG ODN分子はDNA分解酵素に耐性になる。これは、CpG ODN分子がナノ粒子表面に結合していることによって、分解酵素の攻撃を受け難くなるためと考えられる。分解酵素に長時間耐性になれば、組織に滞留する時間や血中を循環している時間が長くなるので、CpG ODNが細胞に取り込まれる確率は高くなる。CpG ODNのナノ粒子化は、CpG ODN分子をDNA分解酵素から保護し、それによって体内での滞留時間を延ばすメリットがある。

ナノ粒子化のもう一つのメリットは、細胞への取込み効率が向上することだ。細胞は体液中の物質をエンドサイトーシスによって細胞内に取り込んでいる。エンドサイトーシスは、細胞膜を陥没させて体液をくぼみに囲い込み、この陥没させたくぼみを細胞膜から切り離して小胞として細胞内に取り込むプロセスである。細胞が体液に溶けている物質を取り込むときは、小さなくぼみで体液を囲み、小さな小胞として細胞質に取り込む。このような物質の取込み方を**飲作用**（**ピノサイトーシス**）という。体液に溶けていない大きな物質があると、細胞膜で大きなくぼみを作って取り囲み、大きな小胞として細胞内に取り込む。この取込み方は**食作用**（**ファゴサイトーシス**）と呼ばれる。つまり、エンドサイトーシスには飲作用と食作用の二つの取込み方法がある。ナノ粒子化していないCpG ODN分子は体液中に遊離して溶けている。したがって、飲作用によって細胞に取り込まれる。一方、ナノ粒子化したCpG ODNは食作用によって取り込まれる。ナノ粒子化したCpG ODNは多くのCpG ODN分子をもっているので、一つの粒子が食作用によって取り込まれれば、一度に多くのCpG ODN分子が細胞内に入ることになる。すなわち、ナノ粒子化によって細胞に多くのCpG ODN分子を取り込ませることができる。細菌やウイルスはCpGを含むDNAを細胞膜やウイルスの殻でカプセル化した天然の粒子であるともいえる。TLR9をもつ細胞は食作用が特に発達しているが、これは細菌やウイルスを取り込んで免疫を活性化させなければならないからだ。CpG ODNをナノ粒子化することによってウイルスと同じ程度のサイズにできるため、TLR9をもつ樹状細胞に効率的に取り込まれるようになるのだ。

CpG ODNを放出するナノ粒子

CpG ODNをナノ粒子化することによって、DNA分解酵素からのCpG ODNの保護や体内での滞留時間の延長、さらに細胞への取込み効率の向上が可能となる。

クラスBのCpG ODNは、樹状細胞からインターロイキン12などのサイトカインを分泌させ、ヘルパー1T細胞を活性化することによってヘルパー2T細胞が優勢になっている花粉症患者のヘルパーT細胞のバランスを改善する効果が期待できる。前述したように、クラスBのCpG ODNは、静電相互作用によってカチオン性ペプチドやカチオン性ナノ粒子に結合させるとクラスAの作用に変換されてしまうが、ナノ粒子表面に「髪の毛状」に結合させると、クラスBの作用を残したままナノ粒子化できる。「髪の毛状」に結合させなければならないのは、ナノ粒子表面にクラスBのCpG ODNが結合したままTLR9が認識するからだ。ナノ粒子でCpG ODNを樹状細胞まで運んで、細胞内でCpG ODN分子をナノ粒子から遊離させることができればTLR9はCpG ODNを多分子ではなく、単分子として認識するだろう。

アイオワ大学薬学部のエイリアスガー・セーレム教授（写真6）らのチームは**乳酸・グリコール酸共重合体**（**PLGA**）でクラスBのCpG ODNをナノ粒子化した。PLGAは体内で溶ける**生分解性ポリマー**で、アメリカの食品医薬品局（FDA）によって治療デバイスとして生体への使用が承認されている。PLGAナノ粒子の中にクラスBのCpG ODNを内包してやれば、PLGAナノ粒子が表面から溶解したとき、その部分に内包されていたCpG ODNが遊離してくるという仕組みだ。

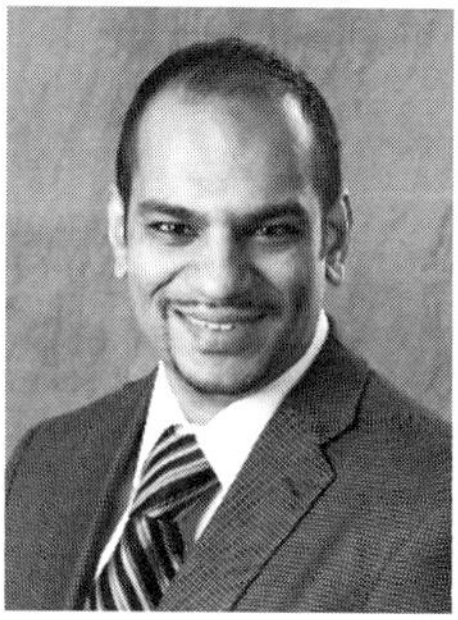

写真6 エイリアスガー・セーレム教授

PLGAは乳酸とグリコール酸の二種のモノマーの共重合体であるが（図40）、共重合体にはモノマーの配列の仕方によっていくつかの種類がある。二種のモノマーの配列に規則性がないものはランダム共重合体（図41(a)）、二種のモノマーが交互に配列したものを交互共重合体（図(b)）、同種のモノマーが重合した二つのポリマーが直列につながったものをブロック共重合体（図(c)）と呼んでいる。また、同種のモノマーが重合して直線状のポリマーを形成し、そのポリマーに枝分かれするようにもう一つのポリマーがつながったものはグラフト共重合体（図(d)）と呼ばれる。PLGAでは、ランダム共重合体かブロック共重合体が使われることが多い。

PLGAの生体内での分解速度は、乳酸とグリコール酸の組成比によって変えることができる。

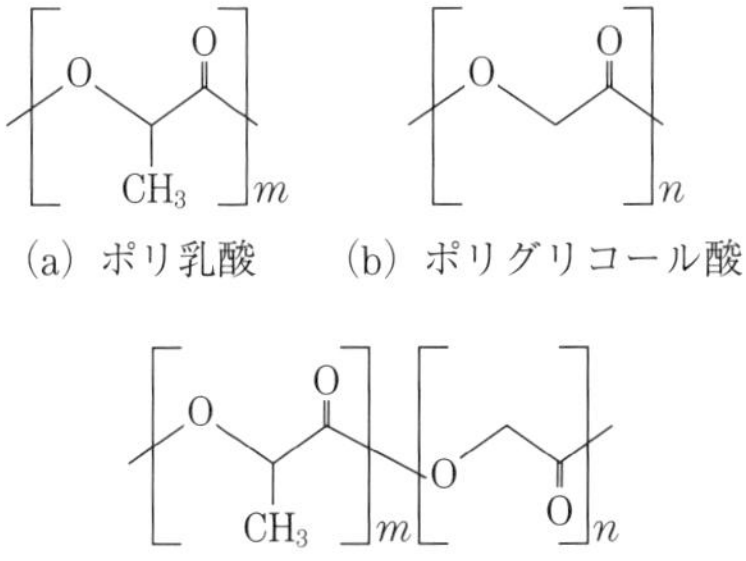

(c)乳酸・グリコール酸共重合体(PLGA)

図40　乳酸・グリコール酸共重合体(PLGA)

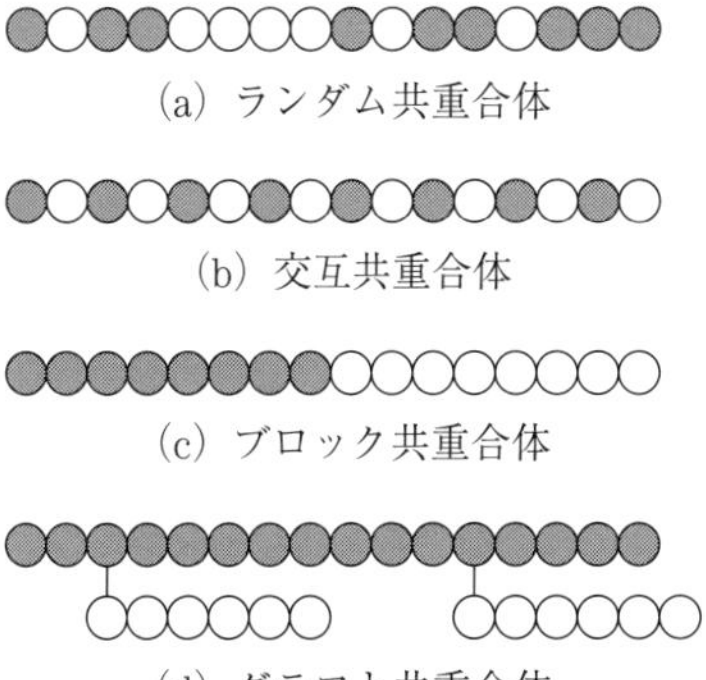

図41　共重合体の種類

乳酸とグリコール酸の組成比が1：1のとき、最も速い分解速度が得られ、この比からはずれるほど分解速度は遅くなる。PLGAは体内で乳酸とグリコール酸に加水分解され、これらがさらに酵素で分解されて最終的に二酸化炭素となる。

PLGAは水に不溶である。一方、CpG ODN分子は水に溶けている。水に溶けているCpG ODN分子を内包したPLGAの粒子は、エマルション法によって作ることができる。**エマルション**は、油が分散している水、あるいは水が分散している油のことで、前者をoil in water（o/w）型エマルション、後者をwater in oil（w/o）型エマルションという。つまり、水と油は混ざらないので、水の中では油は粒となって分散し、油の中では水が粒となって分散する。PLGAは水に不溶であるのでジクロロメタン（塩化メチレン）のような有機溶媒に溶かしておき、これにクラスBのCpG ODNが溶けた水を添加すると、w/o型エマルションとなる。このエマルションを超音波処理するとCpG ODNが溶けている水の粒が小さくなる。このw/o型エマルションを今度は水に添加すると、CpG ODNが溶けた水の回りにPLGAが溶けた有機溶媒がエマルションとなって水に分散する。すなわち、water in oil in water（w/o/w）型エマルションができる。ジクロロメタンは低沸点であるので、減圧により水中で蒸発させて除去することができる（図42）。ジクロロメタンがなくなってしまえば、クラスBのCpG ODNが溶けた小さな水の粒を内包したPLGAの粒子が得られる。ただし、このPLGAの粒子はサイズが均一ではない。さまざまなサイズを含んだPLGA粒子の溶液を低速（700×g）で遠心分離すると平均直径が九ミクロンメートルのPLGA粒子が沈降し、その上澄みを中速（4000×g）で遠心分離すると平均直径が一ミクロンメートルの粒子が沈降し、その上澄みをさらに高速（7000×g）で遠心分離すると平均直径が三〇〇ナノメートル（〇・三ミクロンメートル）のナノ粒子が得られる（写真7）。

乳酸とグリコール酸の組成比が1：1のPLGAでこれら三つのサイズのCpG ODN内包粒子を作り、三七℃の溶液中でのCpG ODNの放出速度を調べると、三〇〇ナノメートルのPLGA粒子は、一時間以内に内包していたほぼすべてのCpG ODNがPLGA粒子から放出され、一ミクロンメートルの粒子では一時間以内に約七〇％のCpG ODNが放出されていた。三〇〇ナノメートルおよび一ミクロンメートルのPLGA粒子では、最初の一時間以内にCpG ODNが放出されるが、その後はほとんど放出されない。一方、九ミクロン

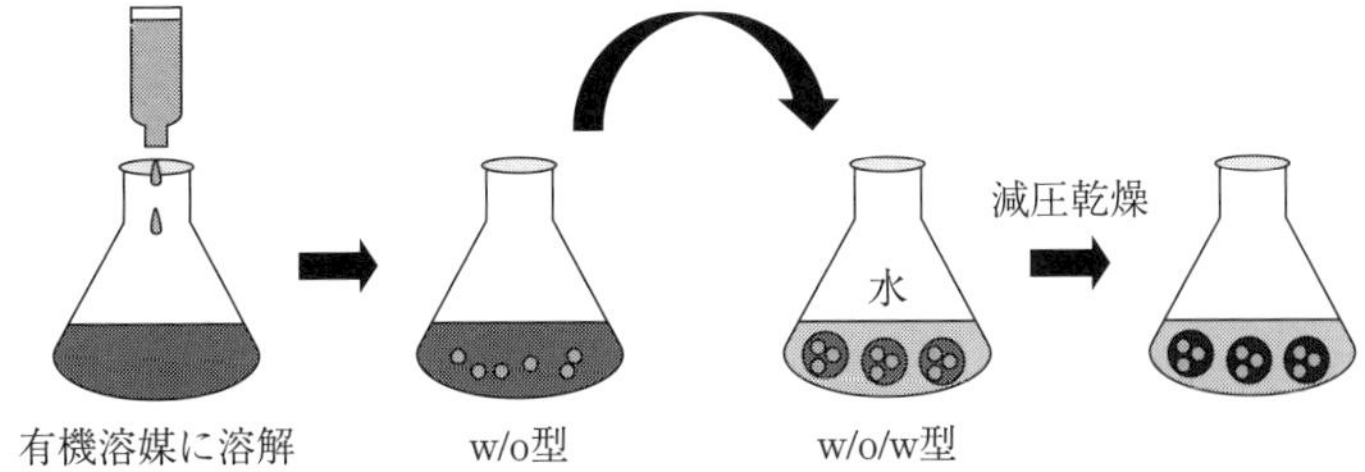

図 42　w/o/w 型エマルション

メートルのＰＬＧＡ粒子は、最初の一時間で五％程度のＣｐＧ ＯＤＮが放出され、その後、徐々にＣｐＧ ＯＤＮが放出されて八〇〇時間後には約四〇％のＣｐＧ ＯＤＮが放出される。ＰＬＧＡ粒子のサイズが小さいほどＣｐＧ ＯＤＮの放出速度が速いのは、サイズが小さいと表面積が大きくなり分解されやすくなるためと考えられる。三〇〇ナノメートルおよび一ミクロンメートルのＰＬＧＡ粒子は最初の一時間でＣｐＧ ＯＤＮが放出されてしまうが、これはバースト現象と呼ばれている。「バースト」とは突発的に破裂するという意味である。一方、九ミクロンメートルのＰＬＧＡは、時間とともにＰＬＧＡが分解され、分解に伴ってＣｐＧ ＯＤＮが徐々に放出される。このような放出は徐放と呼ばれる。

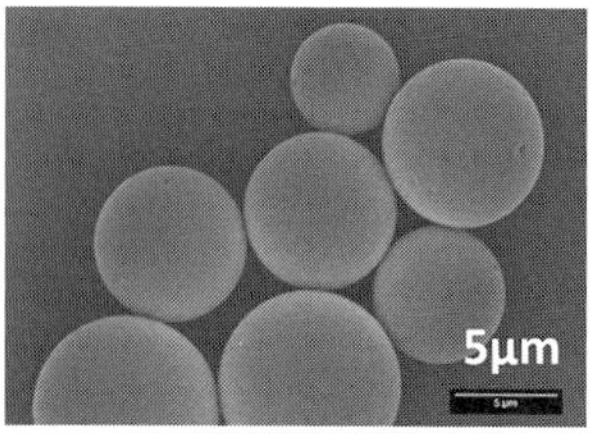

(a) 平均サイズ：9μm

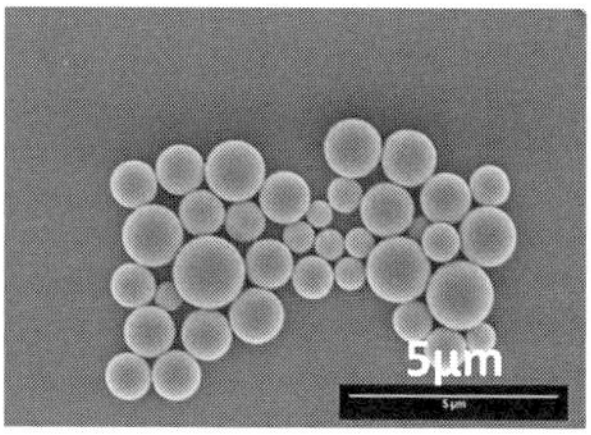

(b) 平均サイズ：1μm

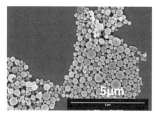

(c) 平均サイズ：300nm

写真 7 PLGA 粒子
Joshi et al.: AAPS Journal **16**, 5, pp. 975–985 (2014) から転載

クラスBのCpG ODNを内包したPLGA粒子のマウスへの投与

セーレム教授らのチームは、引き続きクラスBのCpG ODNを内包した異なる三つのサイズのPLGA粒子のアレルギー治療効果を調べる前臨床試験を行った。クラスBのCpG ODNの効果を明白にするために、クラスBのCpG ODNを内包していない三つのサイズのPLGA粒子も用意した。彼らの前臨床試験では、花粉症ではなく、**ハウスダストアレルギー**に対する治療効果を調べている。ハウスダストアレルギーの原因は埃ではなく、埃に含まれるダニである。アレルギーを引き起こすダニのアレルゲンはDer p2というペプチドである。PLGA粒子をDer p2溶液に入れると、Der p2がPLGA粒子の表面に吸着する。Der p2を吸着させたサイズの異なるPLGA粒子、およびDer p2を吸着させたクラスBのCpG ODNを内包する異なるサイズのPLGA粒子をマウスの皮下に注射し、さらに七日後にこれらの粒子を同じマウスに皮下注射した。この二回の注射は予防接種のようなもので、Der p2はダニのワクチン、クラスBのCpG ODNはワクチンのアジュバントである。

これら二回の皮下注射を受けたマウスは、さらに最初の皮下注射から一四日目から二三日目にかけてアレルゲンであるDer p2を鼻から毎日投与した。すなわち、二回の予防接種後にダニのアレルゲンを与えて、このアレルゲンによって引き起こされるアレルギーを予防できるかということを見るのである。表面にDer p2を吸着し、かつクラスBのCpG ODNを内包しているPLGA粒子の予防効果が、表面にDer p2を吸着させただけのPLGA粒子よりも高ければ、クラスBのCpG ODNがハウスダストアレルギーの予防効果を高めるアジュバントして作用していることになる。さらに、クラスBのCpG ODNにアレルギーの予防効果を高める作用があるのならば、どのサイズのPLGA粒子に内包させたときに最も高い効果があるのかもわかる。

マウスでは、樹状細胞が分泌したインターロイキン12によってヘルパー1T細胞が活性化すると、ヘルパー1T細胞はインターフェロンγを分泌し、インターフェロンγで刺激されたB細胞が**IgG2a**抗体を生産する。一方、ヘルパー2T細胞が活性化するとインターロイキン4を分泌して、これらのサイトカインによりB細胞はIgEを生産する。したがって、ヘルパー1T細胞の活性化によって誘導されるIgG2aの生産量が増加し、かつヘルパー2T細胞の活性化によって誘導されるIgEの生産量が抑制されるか、あるいは変わらなければ、アレルギーに対する予防効果があると判断できる。最初の皮下注射から二四日目、すなわちDer p2アレルゲンを最後に鼻から投与した日の翌日にマウスの血液を採り、血液中に含まれるDer p2特異的なIgG2aを調べてみると、表面にDer p2を吸着し、かつクラスBのCpG ODNを内包した三〇〇ナノメートルおよび一ミクロンメートルのPLGA粒子を皮下注射したマウスでは、IgG2aの生産量が、表面にDer p2を吸着しただけの同じサイズのPLGA粒子に比べて、それぞれ一〇倍および五〇倍に増加していた。一方、クラスBのCpG ODNを内包しているこれらのサイズのPLGA粒子によるDer p2特異的なIgEの生産量は、クラスBのCpG ODNを内包していない粒子と変わらなかった。三〇〇ナノメートルおよび一ミクロンメートルのPLGA粒子では、アレルゲンとクラスBのCpG ODNを注射するとIgEの生産量が変わらず、IgG2aの生産量が大幅に増加したことは、ヘルパー2T細胞に対してヘルパー1T細胞が優勢になっていることを示している。一方、九ミクロンメートルのPLGA粒子では、クラスBのCpG ODNを内包していてもIgG2aは増加しない。これらの結果から、アレルゲンとクラスBのCpG ODNを同時にもつPLGA粒子を注射するとアレルギーを予防できる可能性が高いこと、さらに、その予防効果はPLGA粒子のサイズに依存し、一ミクロンメートル以下が望ましいことがわかる。アレルゲンのみを表面に吸着したPLGA粒子よりも、アレルゲンを表面に吸着し、かつクラスBのCpG ODNを内包しているPLGA粒子でIgG2aの生産量が顕著に増加したことは、クラスBのCpG ODNがヘルパー1T細胞の活性化に重要な役割を果たしていることを示している。

クラスBのCpG ODNを内包したPLGA粒子はアレルギー性喘息をも予防する

ダニや花粉のアレルゲンは**喘息**を引き起こすこともある。マスト細胞上のアレルゲン特異的なIgE抗体にアレルゲンが結合すると、マスト細胞はヒスタミンやロイコトリエンを放出し、それらがアレルギー症状を引き起こす。ロイコトリエンには気管支を収縮させる作用があるので、このアレルギー症状が肺で起こると喘息となって現れる。マスト細胞からのヒスタミンやロイコトリエンによるアレルギー症状はアレルゲン侵入後数分以内に起こるので、即時型アレルギー反応と呼ばれている。即時型アレルギー反応が原因の喘息は暫くすると収まるが、多くの場合、六〜二四時間後に再び喘息の症状が現れる。この後からくる喘息を遅発性アレルギー反応といい、マスト細胞ではなく、白血球の好酸球と好塩基球によって引き起こされる症状であることがわかっている。遅発性アレルギー反応では、肺の気管支に好酸球と好塩基球が集まり、これらの細胞がロイコトリエンを分泌するため気管支が収縮する。さらに、好酸球は気道の上皮粘膜細胞を剥《は》がしてしまい、そこからアレルゲンが容易に侵入できるようになるので、喘息がさらに悪化する。好酸球が気管支に長く留まると、好酸球が分泌する酵素によって気道の繊維が徐々にかたくなり、慢性的に炎症を起こしている状態となってしまう。

ダニのアレルゲンであるDer p2を表面に吸着し、かつクラスBのCpG ODNを内包したPLGA粒子は、好酸球などの白血球が気管支に集まるのを阻害する効果もある。この効果は、Der p2のみを表面に吸着したPLGA粒子よりも顕著に高いので、クラスBのCpG ODNの作用によるものであると考えられる。アレルゲンの侵入によって好酸球と好塩基球が気管支に集まってくるメカニズムが解明されていないため、クラスBのCpG ODNが、これらの細胞が気管支に集まるのをどのようにくい止めるのかはわかっていない。IgG2aの生産は三〇〇ナノメートルと一ミクロンメートルのPLGAで顕著な効果が見られたが、好酸球などの白血球が気管支へ集

コラム7　好酸球と好塩基球

好酸球と好塩基球は、好中球とともに顆粒球と呼ばれる白血球である。いろいろな名前が混在してややこしいが、白血球はリンパ球、顆粒《かりゅう》球、単球に分けられる。リンパ球はさらにT細胞とB細胞に分けられ、顆粒球はさらに好酸球と好塩基球、好中球に分けられる。単球は分化してマクロファージとなる。好酸球は腸内寄生虫の防御をおもな役割とするが、アレルギー反応の制御にも関わっている。好塩基球は細胞表面にIgE受容体をもち、抗原やアレルゲンの刺激で脱顆粒してヒスタミンなどを分泌する。好中球は細菌を取り込み殺す作用をもつ食細胞で、寿命が短く感染部位で死んで膿となる。

まるのを阻害する効果は、三〇〇ナノメートルのPLGAで大きな効果があった。したがって、三〇〇ナノメートルのPLGA粒子は遅発型アレルギー反応に対しても効果があるといえる。

IgG2aの生産や遅発型アレルギー反応の防止において、なぜ三〇〇ナノメートルのPLGA粒子が最も効果的なのかははっきりしないが、いくつかの要因を推測することはできる。一つは、三〇〇ナノメートルのサイズが細胞への取込みに適していることである。別の実験であるが、三〇〇ナノメートル、一ミクロンメートルおよび七ミクロンメートルのPLGA粒子の樹状細胞による取込み効率を調べると、サイズが小さいほど樹状細胞によく取り込まれることが報告されている。三〇〇ナノメートルのPLGAでは取込み効率が高いためCpG ODNの効果も高くなると考えられる。また、三〇〇ナノメートルのPLGA粒子は、バースト現象によって一時間以内に内包しているほぼすべてのCpG ODNを放出してしまう。一方、九ミクロンメートルのPLGA粒子はバースト現象によって内包しているCpG ODNの五%しか放出せず、その後、徐々に放出する。三〇〇ナノメートルのPLGAでは一度に全部のCpG ODNを放出するため、細胞内でTLR9によって認識されるCpG ODNの濃度が高くなることもアレルギー予防効果を高めるのかもしれない。クラスBのCpG ODNを内包している三〇〇ナノメートルのPLGA粒子は、ゼロ日目と七日目の二回皮下に注射し、IgG2aや気管支への白血球の集まりなどの評価は二四日目に行っている。二回目の皮下注射から一七日後でも効果があるということは、CpG ODNをつねに与えていなくても二度の投与で効果が持続するということである。

この前臨床試験では、クラスBのCpG ODNはPLGA粒子に内包し、アレルゲンはPLGA粒子の表面に吸着させている。セーレム教授らのチームは、クラスBのCpG ODNと抗原をともに内包した三〇〇ナノメートル、一ミクロンメートル、七ミクロンメートルおよび一七ミクロンメートルのPLGA粒子でも前臨床試験を行っているが、抗原特異的なIgG2aの生産量はやはり三〇〇ナノメートルのPLGA粒子が最も高いことを報告している。

クラスAのCpG ODNもアレルギー疾患を改善する

クラスAのCpG ODNは、樹状細胞から大量のI型インターフェロンを誘導させる。I型インターフェロンはインターロイキン10の誘導を促進し、インターロイキン10はB細胞からのIgE生産をIgG4生産にスイッチさせることによってアレルギー抑制効果を示す。さらに、I型インターフェロンは、ヘルパー1T細胞を刺激してインターロイキン2やインターフェロンγを分泌させ、これらのサイトカインがB細胞からのIgG生産を促進させることも示されている。クラスAとクラスBのどちらのCpG ODNが花粉症の予防あるいは治療に優れているかという判断はできないが、クラスAのCpG ODNも花粉症を含むアレルギー疾患治療薬の候補である。

クラスAのCpG ODNはヒトでの第Ⅱ相の臨床試験が終了した段階で、安全性とハウスダストアレルギーおよびアレルギー性喘息に対する治療効果が確認されている。しかし、クラスAのCpG ODNは、現在のところ薬剤として承認される見通しは立っていない。その大きな理由は、クラスAのCpG ODNは自己会合により高次構造を作ってナノ粒子化するが、自己会合でできる高次構造を制御できないことにある。図25で示したように、クラスAのCpG ODNは自己会合により単一の高次構造を形成するのではなく、さまざまな構造が混ざり合っている。さまざまな高次構造を形成することによって、ナノ粒子化CpG ODNはいろいろな形状のものができてくる。さまざまな高次構造、さまざまな形状のナノ粒子化CpG ODNが混在した状態では薬として承認されにくい。しかし、自己会合による高次構造を単一形状に制御することも難しい。

クラスAのCpG ODNをそのまま薬として開発することは難しそうだが、解決策はある。それは、クラスBのCpG ODNをナノ粒子化してクラスAに変換してやるのだ。先に、カチオン性抗菌ペプチドのLL-37やアリルアミンで表面修飾したシリコンナノ粒子でクラスBのCpG ODNをナノ粒子化すると、クラスAのCpG ODNのように樹状細胞からI型インターフェロンを分泌させるようになることを述べた。クラスBのCpG ODNをナノ粒子化して均一な形状、均一なサイズの粒子を作ることができれば薬として承認されやすくなる。このような背景からクラスBのCpG ODNの均一なナノ粒子化に関する研究開発が行われている。

カチオン性ペプチドによるクラスBのCpG ODNのナノリング化

クラスBのCpG ODNをカチオン性ペプチドによって均一性の高いナノ粒子とする研究がトルコのアンカラにある中東工科大学（Middle East Technical University）生物科学部門のメイダ・ギュルセル博士（写真8）らのチームによって行われている。ギュルセル博士らは、12塩基からなるクラスBのCpG-K23（図17参照）をカチオン性抗菌ペプチドLL-37と混ぜてナノ粒子化し、そのサイズを測定した。CpG-K23とLL-37を1：8のモル比で混ぜてサイズを測ると、一五〇ナノメートルと一ミクロンメートルのサイズの異なる二種類のナノ粒子ができていた（写真9）。

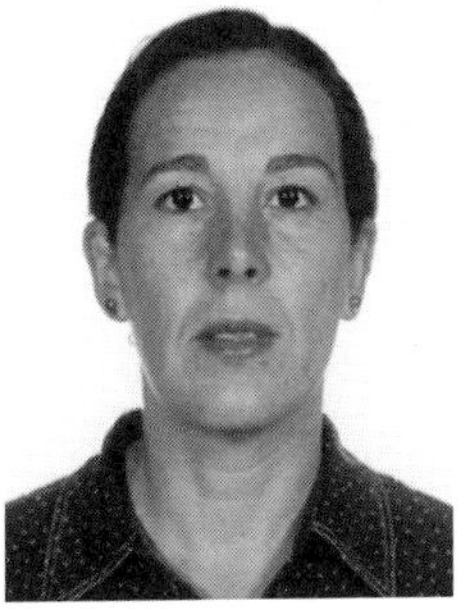

写真8　メイダ・ギュルセル博士

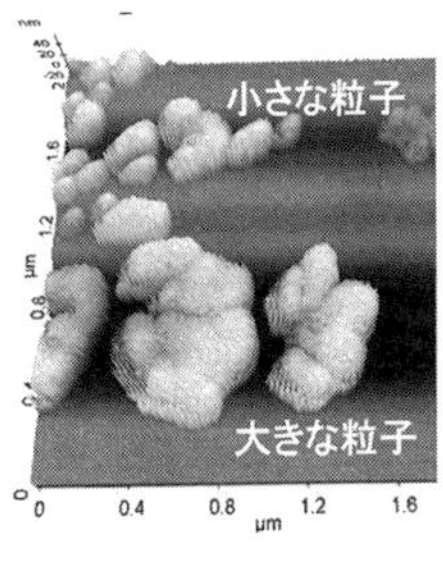

写真9　CpG-K23とLL-37を1：8のモル比で混ぜてできた粒子の原子間力顕微鏡写真（Gungor et al.: Science Translational Medicine, **6**, 235ra61（2014）から転載）

一ミクロンメートルのサイズの粒子は一五〇ナノメートルのナノ粒子が集まって集塊を作ったものである。

サイズの異なる粒子が混ざっている状態では均一な粒子とはいえない。CpG-K23とLL-37のモル比をいろいろ変えてみてもやはり、この二つのサイズの粒子が混ざり合った状態となってしまう。そこで、LL-37を別のペプチドに変えてみた。別のペプチドは、後天性免疫不全症候群（AIDS）を引き起こすHIVというヒト免疫不全ウイルスの**Tat**というタンパク質からカチオン性の高い領域を選んだ。LL-37が37アミノ酸からできているのに対して、このペプチド（ここではTatと呼ぶことにする）はアミノ酸が一一個つながっ

Tatのアミノ酸配列：YG**RKKRR**Q**RRR**
Tatの太字下線は正電荷をもつアミノ酸
図43　Tatのアミノ酸配列

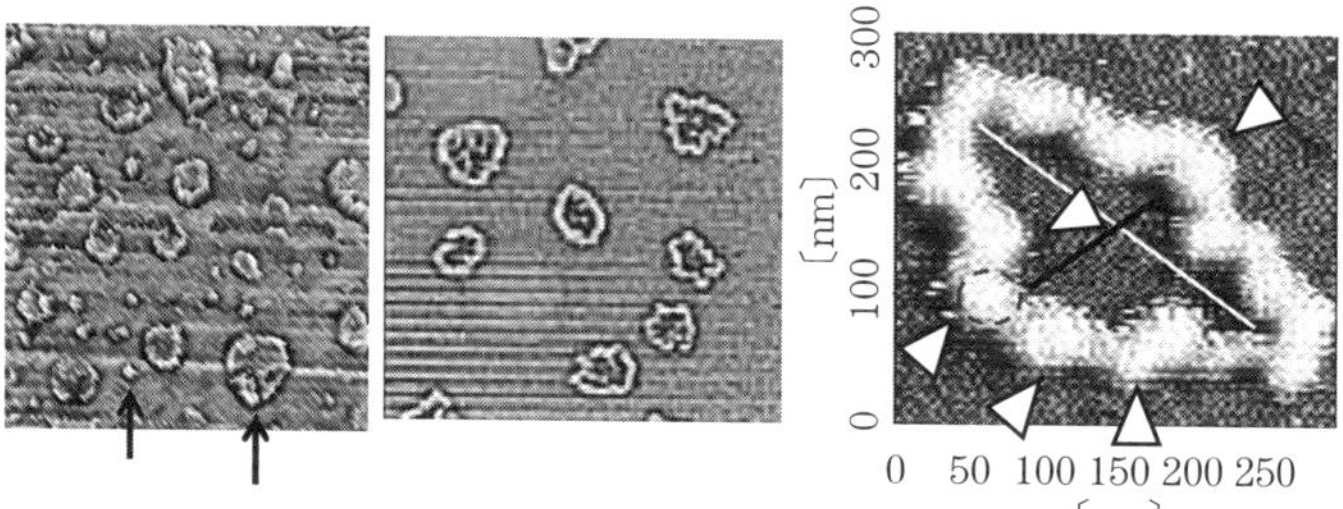

(a) CpG-K23:Tat=1:8　(b) CpG-K23:Tat=1:16　(c) リング拡大写真

(a)では粒子とリングが混在するが、(b)ではリングのみとなる。(c)はリングを拡大したもの。ぞれぞれの図は原子間力顕微鏡写真。(a)の矢印は粒子とリングを指している。(c)の矢頭はリングを構成している約40nmの粒子を指している。

写真10　TatとCpG-K23の複合化（Gungor et al.: Science Translational Medicine, **6**, 235ra61（2014）から転載）

てできている（図43）。CpG‐K23とTatを1：8あるいは1：16のモル比で混合してサイズを測定すると、1：8で混合したときは約四〇ナノメートルの粒子と、外周径が約二〇〇〜三〇〇ナノメートルのリング状粒子が混ざっていた（写真10）。1：16で混合すると外周径が約二〇〇〜三〇〇ナノメートルのリング状粒子のみが形成されていた。このリング状の粒子をさらに詳細に観察すると、直径約四〇ナノメートルの粒子が十数個連なってできていた（写真10）。つまり、CpG‐K23とTatを1：8で混合するとリングを形成しない約四〇ナノメートルの粒子が残っているのに対し、1：16で混合するとすべての粒子がリング形成のために使われたと考えることができる。CpG‐K23とTatから均一なサイズの**ナノリング**を作れることがわかったので、つぎにこのナノリング化したクラスBのCpG‐K23の性能が調べられた。

ナノリング化CpG‐K23はIgG2a抗体の生産を促進する

クラスBのCpG ODNを、LL‐37のようなカチオン性ペプチドやアリルアミンで表面修飾したカチオン性のシリコンナノ粒子に静電相互作用で結合させてナノ粒子化すると、クラスAのCpG ODNのようにI型インターフェロンを誘導できるようになるが、これらのナノ粒子は球状構造をしている。ナノリング化したクラスBのCpG ODNもクラスAの性質をもつようになるのだろうか。そこで、ヒトの血液に含まれている細胞を培養し、ＴａｔでナノリングⅠ化したクラスＢのＣｐＧ‐Ｋ23を与える実験が行われた。その結果、ＣｐＧ‐Ｋ２３とＴａｔの１：16のモル比のナノリングはクラスＡのＣｐＧと同程度のⅠ型インターフェロンを樹状細胞から分泌させることがわかった。すなわち、リング状の構造でもクラスＢのＣｐＧ ＯＤＮをクラスＡに変換できるのだ。ＣｐＧ‐Ｋ23とＴａｔを１：８のモル比で作ったナノリングと球状ナノ粒子の混合物もⅠ型インターフェロンを分泌させたが、その分泌量はモル比が１：16の場合の半分程度である。ＣｐＧ‐Ｋ23とＬＬ‐37でできたナノ粒子では、Ⅰ型インターフェロンの分泌量が約三分の一であった。ＣｐＧ‐Ｋ23とＴａｔの１：16のモル比のナノリングで高いⅠ型インターフェロンの誘導が見られたのは、このナノリングの細胞への取込みと初期エンドリソソームへの蓄積が最も優れていたからだ。さらに、このナノリングは細胞に取り込まれても細胞にダメージを与えないこともわかった。

ナノリングの安全性も確かめられたので、このナノリングを抗原とともにマウスの皮下に投与する前臨床試験が行われた。ギュルセル博士らは、ＴａｔによるＣｐＧ‐Ｋ23のナノリング化がアレルギーのみではなく感染症やガンの治療にも効果があることを示すため、モデル抗原をナノリングと一緒に投与している。ナノリングによって、このモデル抗原に特異的な免疫反応が誘導できれば、どのようなアレルゲンや抗原にもナノリング化したＣｐＧ‐Ｋ23を応用できることになる。ナノリング化したＣｐＧ‐Ｋ23はモデル抗原とともに皮下に注射され、その一五日後にもう一度注射された。最初の注射から三か月後にマウスの血液を採取し、IgG抗体とインターフェロンγの生産量が調べられた。そして、ナノリング化CpG‐K23とモデル抗原を一緒に投与したときの血液中のモデル抗体特異的なIgG2a抗体の量は、ナノリング化CpG‐K23とモデル抗原を一緒に投与したときに最も高くなることが確認された。ナノリング化していないCpG‐K23とモデル抗原を一緒に投与したときもモデル抗体特異的IgG2a抗体が生産されるが、その量はナノリング化CpG‐K23とモデル抗原を一緒に投与したときの半分程度であった。モデル抗原のみを投与したときにはIgG2aは生産されていなかった。IgG2a抗体の生産はヘルパー1T細胞が活性化していることを示している。さらに、血中のインターフェロンγの量を測定するとナノリング化したCpG‐K23とモデル抗原を一緒に投与したときにのみ、大量のインターフェロンγが生産されていた。インターフェロンγはヘルパー1T細胞から分泌され、B細胞を刺激してIgG2a抗体を生産させるので、このことからもナノリング化CpG‐K23にはヘルパー1T細胞を活性化させる作用があることがわかる。

ナノリング化していないCpG‐K23はクラスBの作用を残しているので、このCpG‐K23が樹状細胞に取り込まれてTLR9に認識されるとインターロイキン12を誘導する。インターロイキン12はヘルパー1T細胞を活性化するサイトカインだ。ナノリング化したCpG‐K23はクラスAの作用に変化しているので、樹状細胞のTLR9に認識されるとI型インターフェロンを誘導する。

しかし、ナノリング化したCpG-K23でもヘルパー1T細胞が活性化されるので、樹状細胞から分泌されたI型インターフェロンにもインターロイキン12と同様の作用があると思われる。クラスBのCpG ODNによって樹状細胞やB細胞から分泌されるインターロイキン12やインターロイキン6、および腫瘍壊死因子αは炎症性サイトカインと呼ばれ、発熱や関節痛、筋肉痛や発赤などの原因にもなる。したがって、I型インターフェロンを介したヘルパー1T細胞の活性化の方が副作用を軽減できると考えられる。

この前臨床試験は、ナノリング化したCpG-K23とモデル抗原を二回投与し、ヘルパー1T細胞の活性化によるインターフェロンγの分泌量とIgG2a抗体の生産量が三か月後でも依然、高いレベルにあることを示している。したがって、CpG ODNによるアレルギーの予防あるいは治療効果は、持続性が高いということができる。

6　ナノ粒子化したCpG ODNのヒトへの応用

臨床試験中のナノ化CpG ODN

前臨床試験で効果が確認された薬は、臨床試験で、ヒトに効果があるのかどうかが検証され、薬としての承認申請を行うかどうかが判断される。臨床試験は、一般に第Ⅰ相、第Ⅱ相、第Ⅲ相の三つの段階から構成されている。

第Ⅰ相は、薬の投与方法や投与量など、おもに安全性に関する知見を取得する段階である。第Ⅱ相では、第Ⅰ相で決定した投与方法や投与量を用いて薬の有効性や安全性を検証し、第Ⅲ相において、新しい治療法が従来の標準治療法に比べて有効性や安全性で優れているのかどうかを判断する。

アレルギー治療を目的としたナノ粒子化CpG ODNの臨床試験は、第Ⅱ相まで進んでいるものがある。これは、G10というクラスAのCpG ODNを、ダニのアレルゲンとともにバクテリオファージの**カプシド**に内包したQβG10という薬である（図44）。QβG10は、スイスのサイトス・バイオテクノロジー社（Cytos Biotechnology）によって開発された。

CpG ODNでは、マウスなどで行った前臨床試験の結果がそのままヒトで反映される保証はない。ここまで、ヒトでは、TLR9はB細胞と樹状細胞のみにしかないと述べてきた。樹状細胞と呼ばれる細胞は、さらに**形質細胞様樹状細胞**と**定常型樹状細胞**に分類されている。ヒトでTLR9をもっている樹状細胞は、形質細胞様樹状細胞のみで、定常型樹状細胞はTLR9をもっていない。一方、マウスでは定常型樹状細胞もTLR9をもっている。また、マウスではマクロファージもTLR9をもっているが、ヒトのマクロファージはTLR9をもっていない。したがって、マウスとヒトでは、CpG ODNの効果に違いがあると考えられる。例えば、クラスBのCpG ODNは、マウスでは定

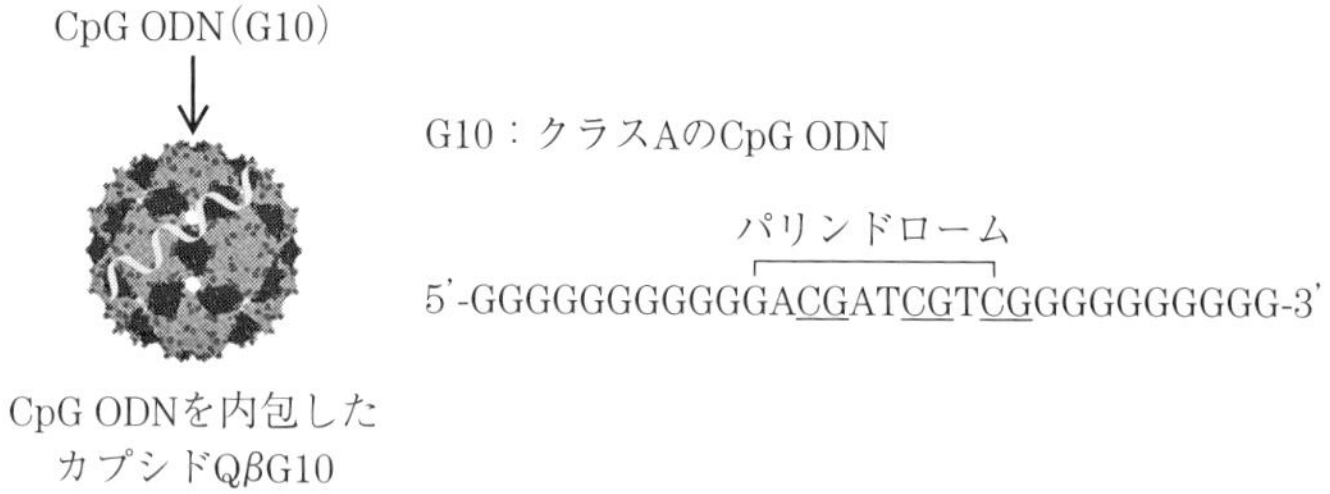

図44　クラスAのCpG ODNであるG10をバクテリオファージのカプシドに内包したQβG10

常型樹状細胞のTLR9によって認識されて、インターロイキン12を誘導する。しかし、ヒトの定常型樹状細胞はTLR9をもっていないので、定常型樹状細胞からインターロイキン12の誘導は起こらない。つまり、CpG ODNの効果がマウスによる前臨床試験で確認されても、ヒトへの応用にはさらに大きな壁が立ちはだかっているのである。

QβG10

QβG10は、CpG ODNをQβというバクテリオファージのカプシドに内包している。バクテリオファージは、バクテリアに感染するウイルスのことである。ウイルスを構造面から見ると、リポタンパク質でできたエンベロープという外被があるものとないものに分類できる（図45）。エンベロープがないウイルスは、DNAあるいはRNAがカプシドという殻タンパク質で囲まれた単純な構造をしている。QβG10は、CpG ODNとアレルゲンの樹状細胞への送達のために、バクテリオファージというウイルスそのものをナノサイズのキャリアとして利用している。

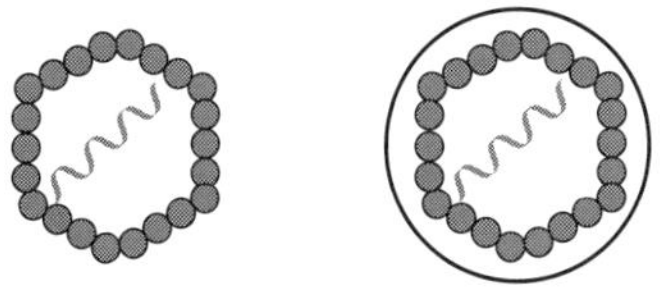

(a) エンベロープがないカプシドのみのウイルス　(b) エンベロープをもつウイルス

図45　エンベロープをもたないウイルスとエンベロープをもつウイルスの構造

しかし、ウイルスがわれわれに害を及ぼす危険性があることはだれでも知っている。そんなものを使って薬を作っても大丈夫なのだろうか。まず、QβG10は、ヒトではなく、バクテリアに感染するQβというバクテリオファージのカプシドを使っている。その点で、ヒトへの感染はないと考えられる。ウイルスが危険なのは、ウイルスがもっているDNAあるいはRNAである。ウイルス自身は自己複製能力をもっていない。ウイルスは細胞に感染して、感染した細胞の力を利用してカプシドを作り、自分のDNAやRNAを増やしてカプシドの中に入れるのである。ウイルスからDNAやRNAを取ってしまえば、ただの殻である。ウイルスは細胞に感染させることによって爆発的に数を増やすことができる。感染して増えたそれぞれのウイルスからDNAやRNAを抜くことができれば、殻だけが大量にできる。

Qβというバクテリオファージは遺伝物質としてRNAをもち、大腸菌に感染する。大腸菌にこのバクテリオファージを感染させれば、バクテリオファージを大量に増やすことができる。増えたバクテリオファージからRNAを除去すると、殻だけ、つまりカプシドだけとなる。Qβバクテリオファージのカプシドの大きさは約二五ナノメールほどである。このカプシドは、還元剤でばらばらに分解することができる。その後、還元剤を除去してやると、元のカプシドに戻るのである。ばらばらになった状態から元のカプシドに戻るとき、CpG ODNを混ぜておくと、CpG ODNがカプシドの中に取り込まれ、CpG ODNを内封したカプシドができるというわけだ（図46）。

つまり、バクテリオファージはカプシドの中にRNAを含んでいるが、このカプシドはRNAの代わりにCpG ODNを含んでいる。ばらばらになったカプシドが元に戻るとき、アレルゲンも一緒に混ぜてやれば、CpG ODNとアレルゲンを内包したカプシドとなる。

QβG10は、クラスAのCpG ODNを内包している。クラスAのCpG ODNは、形質細胞様樹状細胞に取り込まれてI型インターフェロンを誘導する。I型インターフェロンは細胞傷害性T細胞を活性化するが、ヒトではヘルパー2T細胞の働きを抑制し、その結果、IgE抗体の生産量を低減させる効果があることが知られている。この効果によりアレルギー症状を改善することが、QβG10によって期待される。

意外な結果

QβG10が、ハウスダストアレルギーの治療薬として有効かどうかの臨床試験が行われた。

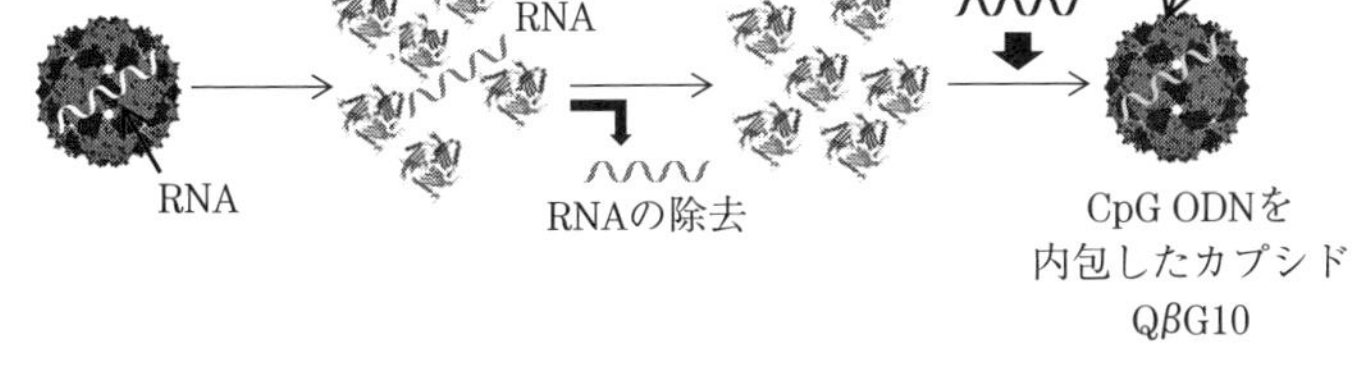

図46　QβG10の調製方法

第Ⅱ相の臨床試験では、ハウスダストアレルギーの患者二〇人に対して、まず、ハウスダストアレルゲンであるダニのアレルゲンを注射し、その後、週に一回ずつ六週間にわたって、ダニアレルゲンとQβG10の混合物を皮下に注射した。その結果、多くの患者で鼻水や喘息といったアレルギー症状が改善された。それを裏付けるように、ダニのアレルゲンに特異的なIgG抗体の量が増加し、アレルゲン特異的なIgE抗体の量は、最初こそ増加するものの、その後、IgE抗体量は減少していった。

さらに、この結果を受けて、ダニアレルゲンとQβG10の混合物の効果が、ダニアレルゲン単独の場合、およびQβG10単独の場合と比較する臨床試験が行われた。この臨床試験では予想外の結果が導き出された。それは、QβG10の単独投与が、QβG10とダニアレルゲンの混合物に匹敵するハウスダストアレルギーの治療効果を示したのである。ダニアレルゲンはワクチン、QβG10はアジュバントの役割を果たす。しかし、得られた結果は、ワクチンがなくても、アジュバントのみで治療効果があることを意味している。

この後、ハウスダストアレルギー患者二九九人に対して、QβG10あるいは偽薬のどちらかを投与し、QβG10のみの治療効果の検証が行われた。その結果、QβG10の投与量を増やすことによって、ダニアレルゲンがなくてもハウスダストアレルギーの治療効果を十分に得られることが確認された。

では、なぜダニのアレルゲンがなくても、QβG10はアレルギー治療効果を発揮したのだろうか。推測の域を出ないが、つぎのような理由が考えられる。特定の植物の花粉と違い、ダニは一年を通してどこにでも存在する。したがって、ダニのアレルゲンをわざわざ投与しなくても、自然に体内に入り込んできたダニがアレルゲンとなり、QβG10の力を借りてアレルギー症状を改善したのではないかというのが最も考えられる理由である。花粉症のように、アレルゲンが特定の季節のみに出現するアレルギーに対して、アジュバントであるQβG10のみの投与が有効かどうかはわからない。もし、花粉症のように、アレルゲンがある特定の季節にしか出現しない場合においても、QβG10のみで治療効果が認められれば、QβG10のみの投与で、あらゆるアレルギーを治療できる可能性があることになる。

さらに、アレルゲンの投与なしに、QβG10だけの投与でアレルギー治療ができるならば、アナフィラキシーショックのような重篤な副作用の心配も低減できる。アレルゲンを投与する治療では、少なからずアナフィラキシーショックのリスクを負うことになる。

CpG ODNの副反応

ヒトの臨床試験において、ナノ粒子化CpG ODNによる重篤な副反応は報告されていない。

しかし、副反応がまったくないかというと、そういうわけでもない。ＣｐＧ　ＯＤＮのヒトへの投与において、現在まで報告されている副反応は、局所的な副反応と全身性の副反応に分けることができる。局所的な副反応は、注射した箇所に紅斑や浮腫《ふしゅ》ができたり、痛みが残ったりすることである。一方、全身性の副反応では、頭痛や発熱、吐き気などで、これらの症状はインフルエンザにかかったときの症状に似ている。副反応は、ＣｐＧ　ＯＤＮを投与して二四時間以内に現れ、一日ぐらい続くこともある。

　これらの副反応の症状は、それほど心配するする必要はないが、考えておかなければならない深刻な副反応は自己免疫の誘導である。これは、ＣｐＧ　ＯＤＮがＢ細胞を活性化し、自己抗体を生産してしまうことによって起こる。マウスによる前臨床試験では、ＣｐＧ　ＯＤＮを繰り返し投与することによって、Ｂ細胞が一本鎖ＤＮＡに対するＩｇＧ抗体を分泌することが確認された。また、ヒトの臨床試験においても、ＣｐＧ　ＯＤＮに対する抗体生産が認められている。しかしながら、いまのところ、これら一本鎖ＤＮＡやＣｐＧ　ＯＤＮの抗体が、マウスやヒトが本来もっている二本鎖ＤＮＡに反応して副反応を引き起こすことはないとされている。

おわり に

本書では花粉症などのアレルギーに対する治療薬としてのナノ粒子化CpG ODNの研究開発の現状について紹介した。CpG ODNはアレルギー疾患のみならず、感染症およびガンの治療薬としての研究開発も盛んに行われている。現在まで薬として承認されたCpG ODNはまだないが、B型肝炎治療のためのクラスBのCpG ODNがヒトでの第Ⅲ相の臨床試験を終了し、アメリカのFDAによる承認を待っているところである。また、ガンをターゲットとしたCpG ODNにおいても、第Ⅲ相の臨床試験に進んでいるものがいくつかある。アレルギー治療のためのCpG ODNで第Ⅲ相の臨床試験まで進んでいるものはまだないが、感染症やガンをターゲットとしたCpG ODNが承認され、前例ができれば、アレルギー治療のためのCpG ODNの実用化にも道が拓《ひら》かれると考えられる。

花粉症やハウスダストアレルギー治療のためのナノ粒子化CpG ODNは、皮下注射あるいは筋肉注射で投与することが想定されている。もしも注射ではなく皮膚から投与することができれば、患者にとって大きなメリットとなるだろう。皮膚は外敵の侵入を防ぐための障壁になっているため、皮膚から薬を吸収させることは容易ではない。しかし、界面活性剤を油中に分散させた数百ナノメートルのナノ粒子が皮膚内部に浸透することが見出されている。このナノ粒子の中にCpG ODNを内包すれば、CpG ODNを皮膚から投与することが可能であると考えられる。蚊に刺されて痛いと感じる人はいないだろう。にもかかわらず蚊はちゃんと血を吸い取っている。蚊の針の構造を模倣した微小な針を作れば痛みを伴わずにCpG ODNを投与することができるかもしれない。このような薬剤の新しい投与方法の開発にも、ナノテクノロジーが大きな役割を果たことは容易に想像いただけると思う。例えば、鼻にスプレーするだけで、鼻の粘膜からアレルゲンとナノ粒子化CpG ODNが吸収され、花粉症やハウスダストアレルギーを治すことができればどんなに楽だろう。ナノテクノロジーという一見すると薬の研究開発とはなんの関係もなさそうな技術を使ってアレルギーで苦しんでいる人たちを救うことができるかもしれない。花粉症のシーズンになってもマスクをしている人がいない、そんな日の到来のためにナノテクノロジーという技術が役立つことを期待している。

なお、ナノテクノロジーを利用した免疫治療についてさらに専門的に知りたい読者は、拙著『ナノイムノセラピー　―免疫を制御するナノメディシン―』（コロナ社）を読んでいただければ幸いである。

最後に本書の出版にご尽力いただいたコロナ社に深謝申し上げます。

【た】

【な】

【は】

【ま】

【ら】

【英字】

索　　引

―― 著 者 略 歴 ――

1994 年　東京大学大学院博士課程修了（先端学際工学専攻）
　　　　博士（工学）
1994 年　三井造船株式会社千葉研究所研究員
1997 年　東京大学先端科学技術研究センター助教授
2001 年　東京工科大学教授
2005 年　物質・材料研究機構主席研究員
2011 年　物質・材料研究機構ナノテクノロジー融合ステーションステーション長
2016 年　物質・材料研究機構技術開発・共用部門副部門長
2008 年　北海道大学生命科学院連携分野教授兼任
　　　　現在に至る

ナノテクノロジーで花粉症を治せるか？
Can You Cure Hay Fever by Nanotechnology?

2017 年 3 月 7 日　初版第 1 刷発行　★

検印省略

著　者　花《はな》　方《がた》　信《のぶ》　孝《たか》
発 行 者　株式会社　コ ロ ナ 社
　　　　代 表 者　牛 来 真 也
印 刷 所　美研プリンティング株式会社
製 本 所　有限会社　愛 千 製 本 所

112-0011　東京都文京区千石 4-46-10
発 行 所　株式会社　コ　ロ　ナ　社
CORONA PUBLISHING CO., LTD.
Tokyo Japan
振替00140-8-14844・電話(03)3941-3131(代)
ホームページ　http://www.coronasha.co.jp

ISBN 978-4-339-06754-5　C3047　Printed in Japan　（森岡）